AF463011

DISSERTATION

SUR LA NATURE

DES EAUX

DE LA SEINE,

Avec quelques Obſervations relatives aux propriétés phyſiques & économiques de l'Eau en général.

Par M. PARMENTIER.

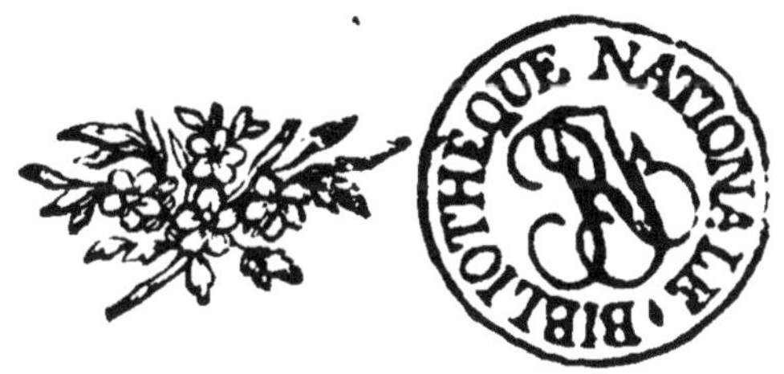

A. PARIS,

Chez BUISSON, Libraire, hôtel de Meſgrigny, rue des Poitevins.

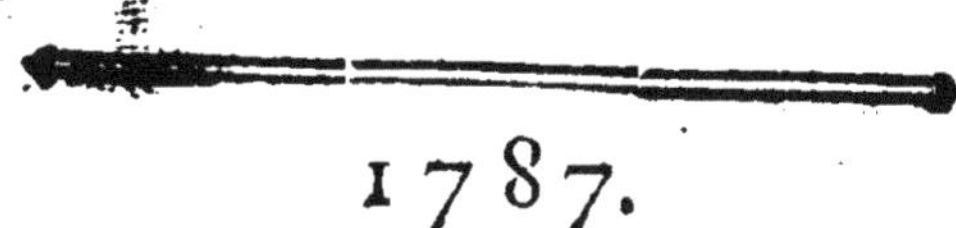

1787.

AVERTISSEMENT.

Il y a douze ans que cette Dissertation parut dans le Journal de physique (mois de *Février* 1775). Depuis cette époque, l'Eau étant devenue l'objet de l'agiotage de différens partis ou joueurs, & chacun m'ayant fait tenir un langage conforme à ses vues, j'ai cru ne pouvoir me dispenser de tirer mon Mémoire du Recueil intéressant où il se trouve, pour le soumettre à un examen plus général. Sans rien changer aux principes que j'y ai établis, j'ai supprimé seulement quelques détails pour en substituer d'autres plus eſſentiels; en ſorte que c'eſt, à proprement parler, une nouvelle Édition, revuë & corrigée, que je donne aujourd'hui.

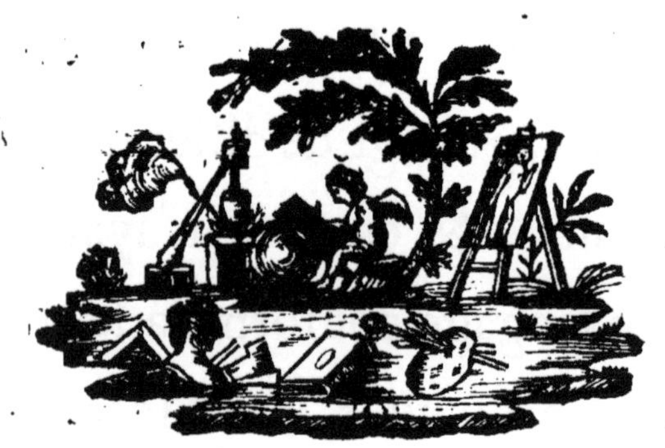

DISSERTATION
SUR
LA NATURE DES EAUX
DE LA SEINE,

Avec quelques Observations relatives aux propriétés physiques & économiques de l'Eau en général.

QUOIQU'UNE expérience heureuse de plusieurs siècles prononce en faveur de la salubrité de l'Eau de la Seine; quoique cette Eau fournisse aux citoyens d'une des plus grandes villes du monde, des secours infinis dans tous les usages

& les commodités de la vie, elle n'a pu, cependant, ſe dérober aux traits de la calomnie. Peut-être les hommes qu'elle comble tous les jours de bienfaits, qui lui ſont redevables de leur conſtitution vigoureuſe, ſont-ils aujourd'hui ſes plus puiſſans ennemis : l'ingratitude, ce vice ſi commun, paroît s'exercer indiſtinctement ſur tous les êtres, il n'épargne pas même les alimens, & les boiſſons.

Il eſt facile de concevoir que les effets conſtamment ſalutaires de l'Eau de la Seine, devroient ſuffire pour la juſtifier & lui conſerver la réputation méritée que lui accordent même les étrangers. Vainement on l'a taxée de porter avec elle un germe de maladie qui ſe développe tôt ou tard ; les habitans de la capitale n'ont entrevu dans ces déclamations que des motifs d'intérêt ou des préjugés : auſſi ont-ils toujours vengé leur boiſſon habituelle, en continuant de s'en servir avec confiance & la préférant dans son état naturel, aux différens mélanges & préparations imaginés sous le prétexte frivole d'une pureté qui ne contribue qu'à l'altérer.

Mais cette dissertation, à peine suffisante pour donner une idée abrégée des reproches faits à l'Eau de la Seine, ainsi que des moyens proposés ou mis en usage, dans la vue de corriger & de détruire son vice prétendu inhérent, prouvera qu'il faudroit un ouvrage bien plus volumineux encore, pour offrir le simple exposé des propriétés merveilleuses qu'on lui attribue; tant a été portée loin l'exagération de part & d'autre. Je me bornerai donc ici à rapporter les observations les plus propres à faire disparoître les craintes qu'on auroit tenté d'inspirer à ce sujet, & à apprécier à leur juste valeur les éloges que l'enthousiasme a prodigués, en ajoutant quelques réflexions relatives aux propriétés phyſiques & économiques de l'Eau en général.

Reproches faits à l'Eau de la Seine.

L'EAU joue un trop grand rôle dans les différentes circonſtances de la vie, pour laiſſer ſubſiſter le moindre doute ſur la nature & les effets de celle qui ſert de boiſſon à la plupart des citoyens d'une ville immenſe comme Paris ; & c'eſt dans cette vue que j'entreprends aujourd'hui la défenſe de la Seine.

Dans le nombre des reproches faits à l'Eau dont il s'agit, un des plus graves, ſans doute & des plus connus, c'eſt qu'elle donne la diarrhée aux perſonnes qui en font uſage dans le commencement de leur ſéjour à Paris : chacun, ſelon ſon intérêt, s'eſt efforcé de faire valoir cette inculpation vraie ou fauſſe ; ceux qui cherchoient à trouver ſa pureté en défaut, n'ont pas manqué de faire regarder un pareil effet comme la preuve la plus complette de son insalubrité. Les auteurs & les protecteurs des fontaines domestiques ont disculpé l'Eau de la Seine, en accusant les fontaines de cuivre : si certains chymistes avoient formé quelque spéculation d'intérêt sur cette Eau, je ne doute pas qu'ils n'eussent rapporté la propriété laxative aux différentes substances qu'elle contient, & qu'ils n'eussent insinué qu'on ne pouvoit l'en dépouiller que par la distillation.

Sans vouloir m'arrêter à examiner si le reproche allégué contre l'Eau de la Seine a quelque fondement, je dirai, avec M. *Macquart*, auteur du *Manuel sur les propriétés de l'Eau*, ouvrage estimé, que ce dérangement dans l'économie animale est commun à presque tous les gens de province qui, habitués chez eux à boire plus de vin que d'eau, boivent à Paris plus d'eau que de vin ; on sait même qu'indépendamment de cela, le ſeul changement d'Eau peut produire cet effet ſur des organes qui éprouvent pour la première fois une action inaccoutumée & particulière, en ſorte que le Pariſien tranſporté à Toulouſe, par exemple, pourroit faire le même reproche aux Eaux de la Garonne. D'ailleurs cette eſpèce de relâchement n'eſt jamais ni long ni dangereux : s'il incommode, on en eſt quitte pour boire un peu plus de vin que d'eau, afin de ſe familiariſer inſenſiblement avec celle-ci.

Mais en ſuppoſant que la route, le changement de climat, de nourriture & d'exercice, ne ſoient pas capables d'influer ſur les dérangemens de ſanté qu'on éprouve ſouvent en venant habiter la capitale pour la première fois, en ſuppoſant encore qu'aucun étranger n'échappe à cet effet, & qu'il ſoit réellement dû à l'eau, je ſuis porté à changer ces reproches en éloges, puiſqu'un pareil effet peut ſervir à prouver la grande ténuité de l'eau de la Seine, & ſa propriété diſſolvante dans l'eſtomac; peut-être diſpoſe-t-il même l'eſtomac à braver plus aiſément par la ſuite d'autres inconvéniens.

On lit dans le Journal politique & de littérature du 5 Janvier 1775, n°. I, des réflexions critiques ſur l'opinion qui attribue des propriétés ſalubres à l'eau de la Seine : l'auteur, en renouvellant les reproches injuſtes, faits déjà contre cette Eau, en ajoute d'autres qui ne ſont pas mieux fondés; il s'attache particulièrement à ridiculiſer la confiance qu'on a dans ſon uſage; mais eſt-il bien permis de plaiſanter, lorſqu'il s'agit d'éclairer ſur un objet qui a un rapport direct avec la ſanté ? Pourvu que les citoyens n'éprouvent aucun accident dans l'emploi qu'ils en font, & qu'ils obtiennent les avantages économiques qu'ils peuvent en attendre, toute autre conſidération doit leur être entièrement étrangère :

j'ofe même avancer qu'on n'a pas le droit de troubler leur repos, ni de leur faire foupçonner ou craindre un danger qu'ils ignoreroient, fi on ne leur indique en même tems les moyens affurés de s'y fouftraire. N'avons-nous pas déjà affez de nos maux réels, fans en créer encore d'imaginaires? Enfin, je le répète, quand on cherche à éclairer fes femblables fur ce qui peut véritablement leur nuire, il ne faut pas les effrayer par des reproches, ni les humilier par des railleries déplacées.

Pour répondre aux objections du critique, je dirai feulement que la falubrité conftante de l'Eau de la Seine a fait l'objet de plufieurs thèfes foutenues dans différentes Univerfités ; que fes bons effets ont été célébrés par les poëtes les plus diftingués ; que l'immortel Boerhaave, dont l'autorité eft fi refpectable, exige, pour qu'une Eau foit parfaite, qu'elle provienne d'abord d'une rivière de long cours, qu'elle ſoit légère & ſans autre goût que celui de l'Eau, qu'elle renferme beaucoup de particules d'air ; en conſéquence, il félicite les Pariſiens de poſſéder une eau qui réunit toutes les qualités qu'on puiſſe déſirer à cet égard, pour être agréable au palais, légère à l'eſtomac, & très-propre à favoriſer les digeſtions. Enfin c'eſt un témoignage que l'empereur *Julien* lui rendoit de ſon tems, & qui a toujours été confirmé dans la ſuite.

Quel ſuccès n'a pas eu l'Eau de la Seine adminiſtrée comme remède? *Bernier*, dans ſes Eſſais de médecine, aſſure qu'il exiſtoit il y a peu de tems à Paris un empirique qui réellement guériſſoit beaucoup de maladies contre leſquelles il n'employoit d'autres médicamens que l'Eau de la Seine, à laquelle il ſavoit donner une teinte légèrement verte; & j'obſerverai avec M. *Macquart*, qu'il ſeroit bien à ſouhaiter pour le peuple que nous ne

viſſions jamais de charlatans plus témé-
raires.

Si je me bornois à rapporter des expériences, ſans faire aucun raiſonnement en faveur de l'Eau de la Seine, je citerois une foule de Pariſiens qui voyageant dans le royaume, ne ſauroient boire l'eau des endroits qu'ils parcourent, ſans éprouver quelqu'altération, & qui, de retour à Paris, reprennent leur boiſſon habituelle avec une ſorte de ſenſualité : je citerois d'autres perſonnes qui, ayant eu le bonheur de trouver dans ſon uſage le rétabliſſement de leur ſanté, continuent de s'en procurer, quoiqu'à des diſtances aſſez conſidérables de la capitale : enfin j'indiquerois beaucoup de Traités de Matières médicales, des Dictionnaires & d'autres ouvrages particuliers, dont les auteurs n'ont pu réſiſter au doux penchant de lui témoigner leur reconnoiſſance. Le comte *de Forbin*, entr'autres, dit expreſſément dans ſes

Mémoires, que pendant ſon ſéjour à Paris, ayant été affecté de coliques violentes, il ne fut ſoulagé & guéri que par l'uſage abondant qu'il fit de l'Eau de la Seine : je citerois enfin l'Eau de la Seine elle-même puiſée en différens endroits de la rivière, ſans que l'économie animale ait ceſſé d'être dans l'état le plus ſain & le plus naturel, ſans que les vrais médecins l'aient jamais accuſée, comme quelques eaux de pluſieurs de nos provinces, de contribuer aux maladies chroniques, telles que les goëtres, les concrétions pierreuſes, &c. &c.

La ſeule circonſtance où l'Eau de la Seine fut jugée d'un uſage dangereux par les médecins d'un certain ordre, c'eſt pendant l'été & l'automne de 1731. Il régna à Paris parmi le peuple des fiévres épidémiques : M. *de Juſſieu*, occupé du ſoin d'en rechercher la cauſe, crut la trouver dans l'Eau de la Seine : la rivière étoit alors fort reſſerrée au milieu de ſon lit; les vides qu'elle laiſſoit, ainſi que les bords des petites rivières du voiſinage qui viennent s'y perdre, ſe trouvoient couverts d'une abondance étonnante de plantes de l'eſpèce de celles que les botaniſtes ont déſignées ſous le nom de *conferva* ou *mouſſe d'eau*, *d'hippuris* ou *prêle*, &c.

Mais en ſuppoſant que, dans une ſécheresſe auſſi extraordinaire, la conſtitution de l'atmoſphère qui a tant d'influence ſur tous les êtres organiſés, n'eut pas également quelque part à la maladie attribuée uniquement à la Seine par M. *de Juſſieu*, on obſervera que l'inculpation de ce célebre botaniſte ne porta ni ſur la qualité naturelle de ſes eaux, ni ſur les matières hétérogènes qu'elles engloutiſſent, ni enfin ſur le limon qui les trouble & qu'elles charient pendant un certain tems, après quelques grandes pluies, puiſqu'il y avoit long-tems qu'il n'étoit tombé d'eau. La cauſe de l'altération dépendoit, ſelon M. *de Juſſieu*, de mares d'eaux dormantes multipliées le long de la rivière, & couvertes de plantes qui, par le défaut d'eau, ſe fanoient à l'extrémité de leurs tiges, ſe corrompoient enſuite par le pied, & communiquoient un mauvais goût à la rivière, en rendant l'eau ſemblable, en quelque façon, à celle des mares & des lacs, chargés aſſez communément de végétaux qui s'y pourriſſent.

Tous ces faits & tant d'autres que je pourrois accumuler ici en faveur de la Seine, ſuffiroient pour détruire les imputations contre la ſalubrité de ſes Eaux, ſi la chymie & l'obſervation ne s'étoient réunies à pluſieurs repriſes pour démontrer combien elles étoient dénuées de fondement. Voyons d'abord ſi cette rivière renferme autant de matières hétérogènes qu'on l'a avancé ſi ſouvent ſans preuves.

Expériences chymiques sur l'Eau de la Seine.

Les chymiſtes, qui connoiſſent juſqu'où peut s'étendre le pouvoir de l'analyſe, n'ont jamais prétendu qu'elle fût en état de déterminer les propriétés phyſiques & médicinales d'une ſubſtance qui y ſeroit ſoumiſe ; ils partent toujours de différens points de comparaiſon, & c'eſt de là qu'il réſulte pour eux une preuve qui les met dans le cas de porter un jugement. Ainſi quand ils veulent, par exemple, connoître la nature d'une Eau, ils prennent pour objet de comparaiſon l'Eau commune diſtillée, & plus celle qu'ils examinent en approche, plus auſſi ils ſont en droit de prononcer qu'elle eſt ſimple & pure.

Lorſque M. *de Parcieux* imagina le beau projet d'amener l'Eau de la rivière d'Yvette à Paris, non ſeulement pour la faire servir de boisson à ses habitans, mais encore pour laver perpétuellement les rues, & rendre, par ce moyen, l'air plus salubre, ce modeste & zélé savant pria deux de ses confrères, *Hellot* & *Maquer*, de soumettre l'Eau en question à toutes les épreuves nécessaires, afin de connoître sa nature & de constater sa pureté. Ces chymistes, pour seconder des vues aussi utiles, se sont servis, pour objet de comparaison, de l'Eau de la Seine, & ils ont conclu de leurs expériences, que l'eau de la rivière d'Yvette, quoique plus chargée de matières salines, n'en méritoit pas moins d'être rangée dans la classe des eaux courantes de rivière très-saines & très-bonnes à boire.

Les expériences des chymistes dont je viens de parler, ont été répétées par les commissaires que la faculté de médecine avoit nommés pour examiner le sol de la rivière d'Yvette & y faire les essais qui pouvoient se pratiquer sur les lieux; ils ont comparé en même tems l'Eau de cette rivière avec celle de la Seine puisée à la pointe de l'isle Saint-Louis, & avec de l'Eau d'Arcueil, ils ont profité de la circonstance pour examiner les Eaux les plus famées, telles que celles de Bristol, de Ville-d'Avray & de Sainte-Reine: ces deux dernières ont d'autant plus mérité de fixer l'attention des commissaires de la Faculté, qu'elles servent de boisson au Roi & à la Famille royale.

Il résulte de leurs expériences faites avec beaucoup de soin, de sagacité & de méthode:

1°. Que les diverses Eaux qu'on boit à Paris sont très-pures, & par conséquent très-propres à fournir une boisson salutaire.

2°. Que parmi ces Eaux, celle de la rivière de Seine est la plus pure, la plus légère; & ensuite celle de la rivière d'Yvette qui faisoit l'objet principal de leur examen.

3°. Qu'après ces Eaux viennent immédiatement celle d'Arceuil, puis celle de Ville-d'Avray, lesquelles en approchent le plus par leur légéreté & la petite quantité de leur résidu.

4°. Enfin, que les Eaux de Sainte-Reine & de Bristol sont des Eaux minérales qui contiennent le double plus de matières étrangères en dissolution, que celles de la Seine & de l'Yvette.

Toutes ces analyses, exécutées en différens temps, par des Chymistes d'une réputation méritée, ne laissoient plus aucun doute sur la salubrité de l'Eau de la Seine; mais comme on prétendoit qu'il n'y avoit que quelques endroits privilégiés de la rivière où elle fût pure; & qu'en la puisant ailleurs, elle étoit chargée de beaucoup de matières nuisibles à la santé. Je cherchai bientôt à m'assurer de la valeur de cette prévention, par l'expérience qui ſuit:

J'ai choiſi, pour commencer mon expérience, un temps calme & ſec; j'ai pris, en conſéquence, cent pintes d'Eau de la Seine puiſée au-deſſus de Paris, près Charenton; je l'ai filtrée à travers le papier Joſeph; j'en ai ſoumis une partie à l'évaporation, dans des vaiſſeaux neufs & propres, & enſuite je l'ai examinée par la voie des réactifs; les produits que j'ai obtenus étoient à peu près les mêmes pour la nature & pour la quantité, que ceux qu'en ont retiré les commiſſaires de la faculté, c'eſt-à-dire, de la ſélénite, une terre abſorbante, du nitre & du ſel marin, le tout formant à peu près cinq grains par pinte; l'autre partie des cent pintes examinée par la voie des réactifs, a donné des réſultats conformes à ceux de l'évaporation.

J'ai ſoumis, aux mêmes expériences, pareille quantité d'Eau de Seine, mais puiſée au-deſſus du Pont-neuf; elle auroit dû, ſuivant l'opinion commune, fournir une moins grande quantité de réſidu que celle priſe à l'endroit dont je viens de parler; mais j'oſe aſſurer que s'il y a une différence elle n'eſt pas ſenſible; je dirai plus, je me ſuis procuré cent autres pintes de la même Eau, mais priſe vis-à vis de Paſſy; j'ai évaporé cette Eau qui m'a fourni la même quantité & la même eſpèce de produit, en ſorte que tout ſert à prouver, ſans réplique, qu'en quelque endroit qu'on puiſe l'Eau de la Seine, pourvu que ce ſoit à quelque diſtance des bords, qu'elle ait de la limpidité & de la tranſparence, elle ſera toujours ſalubre & potable.

Les Chymiſtes qui ont analyſé l'Eau de la Seine ne l'ont donc pas jugée ſur l'étiquette du ſac, comme le diſoit, en 1775, l'auteur de la critique que je n'ai fait qu'indiquer. Perſuadés depuis long-temps de l'inſuffiſance de l'aréometre & de la balance pour déterminer la peſanteur ou la légéreté des Eaux, les commiſſaires dont j'ai parlé ont employé tous les moyens que l'art ſuggére pour pénétrer dans leur compoſition, ſans s'abuſer ſur les difficultés preſque inſurmontables de ce genre de travail, ainſi que ſur les inconvéniens qui en ſont ordinairement les ſuites; ils étoient convaincus de l'importance qu'il y a de ſavoir à quoi s'en tenir à ce ſujet, parce que quand une grande ville eſt raſſurée ſur la qualité de l'Eau qu'on y boit, elle a, dans les temps d'épidémie, une inquiétude de moins; or, on ſait combien alors l'incertitude ou les fauſſes conſéquences occaſionnent de malheurs ou nuiſent aux moyens de guériſon.

Voilà donc l'Eau de la Seine bien juſtifiée par l'Académie des Sciences, par la Faculté de Médecine, & plus encore par un uſage heureux de temps immémorial; mais elle entraîne dans ſon cours une quantité de matières hétérogenes qui, pouvant fournir quelqùes principes que l'analyse ne sauroit saisir, doivent en rendre l'usage dangereux ; telle est la grande objection qu'on fait contre la salubrité de l'Eau de la Seine, & qui a d'autant plus besoin d'être discutée amplement, qu'au premier coup d'œil elle ne paroît pas sans fondement.

Opinion sur la salubrité de l'Eau de la Seine.

C'EST une vérité reconnue que l'Eau la plus parfaite s'altéreroit bientôt sans le mouvement qui l'entretient dans sa propre pureté, & qui la metant en état de donner de la fraîcheur & du ressort à l'air, en fait une boisson salutaire aux hommes & aux animaux ; car il n'y a pas d'apparence que l'incorruptibilité des Eaux de la mer, attribuées aux plantes qui en tapissent le fond, soit due à d'autres causes qu'à celle de leur continuelle agitation.

Mais cet amas de corps si variés qu'on jette dans la rivière, ou qu'une pente déterminée y conduit, paroît devoir souiller la pureté de l'Eau de la Seine, qu'elle auroit peut-être, disent ses adversaires, sans cette affluence d'hétérogénéités. N'en seroit-il point des matières amenées de toute part à la rivière, comme de ces vapeurs acides, corrosives & vénéneuses, résultantes des atteliers innombrables de tout genre, mis en activité dans la capitale? Elles sont sensibles à nos organes dans le premier instant, & lorsqu'elles occupent, à quelque distance de nous, un très-petit espace; mais bientôt elles se divisent, se mêlent, se confondent, se dissolvent, se combinent, éprouvent une espèce de fermentation; délayées & décomposées dans l'atmosphère où elles sont reçues, elles ne conservent plus rien de leur premier caractère ; le mouvement qu'occaſionne cette action & réaction de matières ſi diſſemblables entre elles, concourt à la ſalubrité de l'air, en fourniſſant à cet élément les réſultats de ces ſubſtances détruites, réſultats qui, par leur union avec l'eau aidée du mouvement, fourniſſent partout de nouvel air.

Si les choſes ne ſe paſſoient pas à peu près ainſi, la maſſe d'air qui nous enveloppe ſeroit néceſſairement, ainſi qu'on l'a dit de la Seine, un cloaque infecte ; l'air que nous reſpirons, & l'eau que nous buvons, devroient ſans ceſſe nous apporter quelques principes nuiſibles & malfaiſans. Or, c'eſt ce qui n'arrive point, & il exiſte peu d'endroits dans le royaume, & peut-être dans le monde entier, où il y ait moins d'épidémies qu'à Paris.

Examinons maintenant, d'un œil rapide, l'état dans lequel ſe trouvent les différentes ſubſtances chariées à la rivière, par toutes les iſſues qui y conduiſent; lorſqu'elles arrivent dans l'Eau qui les engloutit, elles ſont ordinairement compoſées d'Eau ſimple, chargée de matières diviſibles dont elle ſe débarraſſe en partie, en roulant par caſcades à travers le pavé des rues, & elle s'en dépouille preſque tout-à-fait avant d'arriver à la rivière; les parties indiſſolubles ſe précipitent, les parties viſqueuſes fermenteſcibles ſurnagent; bientôt l'Eau, par la vîteſſe de ſon courant, les renvoie ſur les bords, où elles demeurent comme ſtagnantes, avec l'Eau la moins pure; ainſi retenues inſtantanément par l'irrégularité des berges, elles éprouvent un frottement toujours conſidérable, ſe décompoſent, & de cette décompoſition réſultent des fluides aëriformes qui ſe combinent avec l'Eau, & s'échappent dans l'atmoſphère.

Suppoſons un inſtant qu'un animal,

mort depuis long-temps, ſoit jeté à la rivière, & que l'on puiſe de l'Eau à une très-petite diſtance du lieu où il eſt tombé, comme de trois à quatre pouces; eh bien, il eſt certain qu'elle n'en ſera pas plus mal-ſaine, par la raiſon que l'Eau qui y aborde ne fait que lêcher, pour ainſi dire, la maſſe putréſiée, à cauſe de ſon paſſage rapide & de ſon renouvellement continuel; elle ne peut en retirer que des atômes déjà décompoſés, & qui, par conſéquent, n'ont rien des produits de la putréfaction.

Qu'arrive-t-il en effet, lorſqu'un animal ſe corrompt à l'air libre? Tout le monde ſait qu'il répand au loin une odeur infecte, d'autant plus inſupportable, que la maſſe corrompue augmente toujours; mais il n'en eſt pas de même dans une rivière : ici l'odeur eſt emportée dans l'inſtant même de ſa putréfaction, & bientôt détruite. Comme cette opération ſe fait ſucceſſivement, il s'enſuit que l'animal ne porte avec lui aucune des qualités putréfiées qu'il répandroit s'il se pourrissoit à l'air libre ou dans une Eau stagnante : on pourroit rapporter à cette opération, toutes les matières susceptibles de se détruire & d'exhaler des corpuscules mal-sains lorsqu'on les jette à la rivière.

Les corps qui ne passent pas spontanément à la putréfaction ne peuvent cependant pas résister à une réaction destructive quelconque ; obligés de céder au mouvement continu que la fermentation leur imprime, ils perdent bientôt toutes leurs propriétés avant de parvenir dans l'atmosphère lorsqu'ils s'y rendent en vapeurs, ou dans l'Eau, quand ils y sont chariés par les ruisseaux : voici une expérience qui prouve que même les sels neutres se détruisent par ce moyen.

J'ai mis deux livres de sel marin dans une grande terrine remplie d'Eau, où il y avoit du poiſſon de mer, tel que raie, limande, &c. à demi gâté; le mêlange fut pendant une ſemaine ſans exhaler aucune odeur; mais comme il faiſoit fort chaud, (c'étoit dans le mois de Juillet), il ne tarda pas à répandre une odeur déteſtable qui dura plus d'un mois; j'ajoutois de nouvelle Eau de temps à autre pour remplacer celle qui s'évaporoit; enfin, au bout de ce temps, j'examinai la liqueur dans laquelle je ne retrouvai, de mes deux livres de ſel marin, qu'une once, ou la trente-deuxième partie, & pas un atôme d'alkali. Je ſuis perſuadé que tous les autres ſels neutres éprouveront les mêmes effets dans ces décompoſitions; cet exemple démontre ſeulement la poſſibilité des changemens qui arrivent aux corps les plus inaltérables en apparence, quand ils ſont noyés dans un fluide ſtagnant ou circonſcrit, tel qu'eſt celui des ruiſſeaux.

Je reviens à mon objet ; ſi les matières qui ſe volatiliſent perpétuellement dans l'atmoſphère, ou que nous envoyons à la rivière, pouvoient, dans l'un ou l'autre de ces deux grands réceptacles, conſerver leur aggrégation, l'Eau, en tombant du ciel ſous toutes les formes, devroit ſe reſſentir de la très-grande quantité d'émanations qui s'élevent au-deſſus des villes ; elle devroit être chargée de vapeurs corroſives, & occaſionner des maladies funeſtes aux plantes ; cependant, pourquoi la pluie regardée comme la leſſive de l'atmoſphère, étant recueillie & examinée avec ſoin par des chymiſtes du premier ordre, ne préſente-t-elle, ainſi que l'Eau de la Seine, aucuns produits qui reſſemblent, ou à ces exhalaiſons, ou bien à l'alun & au vitriol des teinturiers, au ſavon des blanchiſſeuſes ? Pourquoi boit-on, depuis un tems immémorial, de l'Eau de cîterne dans des villes fort peuplées, comme de l'Eau de la Seine puisée au hasard dans toutes les saisons, & en différens endroits de la rivière, sans que l'économie animale ait discontinué d'être dans l'état le plus sain & le plus naturel ? Pourquoi enfin les physiciens modernes ont-ils disculpé les brouillards, la rosée, des maladies des grains & des autres parties de la fructification des végétaux, en démontrant que ces météores aqueux n'y avoient aucune part directe ?

Je le répète, si ces décompositions & recompositions n'avoient pas lieu dans l'atmosphère de la même manière que dans la Seine, si on vouloit toujours argumenter d'après leurs effets particuliers, presque toujours enveloppés d'hexhalaisons méphytiques, & abreuvées par une liqueur impure, nous en deviendrions nécessairement les tristes victimes ; mais par une sagesse infinie de la providence, ces nouvelles combinaiſons purifient conſtamment l'air, entretiennent la bonté de l'Eau, & font ſervir à la conſervation de l'eſpèce, tout ce qui paroiſſoit d'abord n'être deſtiné qu'à ſa deſtruction.

Loin donc que l'Eau de la Seine ſe vicie en traverſant Paris, il me ſemble au contraire qu'elle y acquiert de la qualité par l'augmentation de ſon mouvement; & que ſi, du tems des Gaulois, des Romains, & ſous la première race de nos rois, où la capitale de la France ne poſſédoit pas plus de trente mille habitans, il étoit poſſible de boire l'Eau de cette rivière ſans danger, elle doit être moins ſuſpecte, maintenant que les limites de cette cité ſe ſont reculées, qu'elle eſt devenue une eſpèce de monde, & qu'elle ſeule renferme autant d'habitans qu'une province entière.

Mais dans le cas où l'Eau de la Seine, puiſée ſur ſes bords, ſeroit altérée par le ralentiſſement de ſon mouvement, par le séjour des corps qu'on y jette continuellement, par les bateaux, le bois flotté, &c. on ne seroit pas encore en droit de dire que l'Eau de la Seine que l'on boit à Paris fût mal saine, puisqu'il est défendu de la puiser à ces endroits, & qu'on est occupé plus que jamais de prendre toutes les mesures possibles, pour n'avoir plus sur cet objet la plus légère crainte; d'ailleurs, tout soupçon doit disparoître si l'on daigne considérer que les habitans du Gros-Cailloux se portent aussi bien que ceux de Charenton, & qu'ils ne sont affectés d'aucune maladie particulière.

Le projet de vouloir transférer beaucoup d'atteliers au-delà de l'enceinte des villes n'est-il pas plus superflu qu'utile? La pureté de l'air ne s'altéreroit-elle pas bientôt par l'habitation d'un grand nombre d'hommes réunis dans un espace très-circonscrit, si les vapeurs que ces atteliers portent dans l'atmosphère ne contribuoient à l'amélioration de l'air que nous respirons ? Ne sait-on pas qu'un homme consomme ou vicie en vingt-quatre heures, par sa seule respiration, vingt muids d'air de deux cents quatre-vingt-huit pintes chacun, & quarante muids par les exhalaisons qui sortent de son corps ?

S'il reste prouvé que tous les corps qui se rendent à la rivière, loin de préjudicier à la qualité de ses Eaux, ne peuvent concourir qu'à leur donner plus de qualité, ce sera à tort qu'on aura cherché à répandre l'allarme pour avoir l'occasion de vanter une foule de moyens propres à lui rendre cette pureté qu'elle n'a pas perdue, & qu'on lui supposoit enlevée.

Moyens proposés pour dépurer l'Eau de la Seine.

La facilité avec laquelle l'Eau de la Seine

Seine ſe trouble à la ſuite d'un orage ou d'une grande crûe d'Eau, a donné lieu à différens projets tendans à l'épurer, dans la vue de procurer aux Pariſiens une boiſſon plus agréable & plus ſalutaire. Il y a eu des gens aſſez aveugles pour vouloir dépouiller cette Eau de ſes parties groſſières, en y ajoutant de l'alun; d'autres, moins ignorans, ont imaginé de puiſer l'Eau au-deſſus de Paris; enfin, il y en a qui ont prétendu que dans ce giſſement là même, ſa pureté eſt altérée par la jonction de la Marne, & plus encore du côté oppoſé, par celle de la rivière de Bievre, dont les Eaux, ſelon eux, ſont moins légères; ils ont cru remédier à cet inconvénient par des filtrations réitérées.

J'obſerverai cependant que cet état impur de l'Eau de la Seine, quoique déſagréable à l'œil, eſt préférable à la tranſparence de certaines Eaux qui, pour la plûpart, cachent ſous cet extérieur séduisant, plusieurs matières salines à base terreuse qui y sont dans une parfaite dissolution. L'usage de pareilles Eaux est d'autant plus dangereux, qu'elles passent ainsi dans le torrent de la circulation, pénétrent dans les plus petits vaisseaux, & peuvent occasionner, par leur nature, quelque désordre dans l'économie animale, tandis qu'en supposant, contre toute vraisemblance, qu'on soit forcé de boire de l'Eau de la Seine, trouble & bourbeuse, elle déposera bientôt dans l'estomac, le peu de matière terreuse qui obscurcissoit sa transparence, sans produire d'autre effet que celui d'augmenter le lest des alimens.

Rien, d'ailleurs, n'est plus facile que de soustraire, de l'Eau de la Seine, la terre qui s'y trouve interposée, il suffit de la laisser reposer, quelques heures à découvert; or il n'y a pas d'hommes, si misérables qu'on les suppose, qui n'aient, dans un coin de leur petit réduit, des vases appelés pots à beure, ou une fontaine de grès destinée à opérer cette précipitation; le danger de l'impureté de l'Eau ne seroit donc que pour celui qui, dans cette circonstance, iroit la boire à la rivière, & sans employer la plus légère précaution, encore ce danger se réduiroit-il absolument à ce que j'ai dit plus haut.

A l'égard des autres vases dans lesquels on conserve l'Eau, nous observerons que ceux de métal lui donnent toujours un goût particulier; le plomb ne cesse de communiquer quelque chose, que quand il est revêtu intérieurement d'une incrustation terreuse; nous ne parlons pas du cuivre, parce que, malgré le meilleur étamage, il s'y forme toujours, dans la partie qui n'est pas baignée par de l'Eau, du vert-de-gris qui, quoique de nature peu dissoluble, n'en est pas moins inquiétant; l'étain, s'il étoit pur, est le seul qui rempliroit complettement cet objet.

La limpidité & la transparence de l'Eau de la Seine, obtenues par les fontaines filtrantes, ou autres moyens semblables, quoiqu'aussi simples, établis sur ce principe, sera toujours, aux dépens d'une portion surabondante d'air, dont cette Eau se trouve imprégnée, surabondance qui constitue sa légéreté; son *gratter* & la supériorité qu'elle a sur toutes les Eaux de rivière, connues; cela est si vrai qu'on pourroit, en réitérant ces filtrations à plusieurs reprises, rendre l'Eau de la Seine fade & lourde en la faisant passer à travers les petits vides que forment entre eux les grains de sable; elle se dépouilleroit, non-seulement du limon qui la rendoit bourbeuse, mais encore d'une partie de son air, auquel elle doit sa qualité bienfaisante. Toutes les fois donc qu'on a voulu connoître & déterminer la légéreté de l'Eau de la Seine, il auroit fallu l'aller prendre à la rivière un jour où elle eſt limpide, ou bien la laiſſer s'éclaircir par le repos, & non pas choiſir de préférence, celle qui a été filtrée.

Quelques perſonnes intéreſſées à ſoutenir le contraire de ce qui précede, ont avancé que l'Eau étant continuellement obligée de traverſer dix pieds de ſable & de gravier, de bas en haut, elle étoit en état de former, avec le poids des matières hétérogenes, un effet capable de contribuer à l'épurer parfaitement, c'eſt à-dire à la dépouiller de ſes ſels; la préoccupation étoit ſi grande que, pour appuyer cette idée, on a fait le raiſonnement qui ſuit.

Si ces filtres ſont ſuffiſans pour dépouiller l'Eau de ſon air, pourquoi cètte opération, la filtration, ne ſeroit-elle pas également propre à enlever à l'Eau de la Seine, les ſels dont elle eſt chargée; mais on n'a pas fait attention que ces ſels, tenus en diſſolution dans l'Eau, étant ſpécifiquement plus peſans, ſe filtrent avec elle par les plus petits canaux, tandis que l'air ſpécifiquement plus léger que l'Eau, & s'y trouvant ſous un autre état que n'y ſont les ſels, s'en ſépare aiſément; je ſuis même porté à croire que l'Eau qui eſt le diſſolvant général de tous les corps de la nature, particulièrement quand elle eſt réduite preſque toute en ſurface, ſe charge, en ſe filtrant, d'un peu de ſable, & cette ſurcharge eſt encore une preuve qui doit favoriſer le ſentiment dans lequel nous ſommes, que l'Eau filtrée a perdu de ſon air.

On a voulu encore depuis peu appliquer la filtration à l'Eau de la mer, dans la vue de la rendre potable; le moyen a été même annoncé au gouvernement, comme neuf & ingénieux; il conſiſtoit à prendre un baril ou un bocaud ordinaire, à y pratiquer un faux fond à trois ou quatre pouces au-dessus du bas fond ; ce faux fond étoit percé de nombre de trous, & couvert d'un couloir à filtrer, ou d'une pièce de flanelle, ou de toute autre chose qui pouvoit arrêter le sable & laisser passer l'Eau. On remplit ensuite le baril du sable le plus fin, qu'on a soin de bien battre & de bien fouler. Dans l'espace qui se trouve entre les deux fonds, il faut faire entrer un tuyau qui doit s'élever à une hauteur convenable au dessus du baril, comme sont les robinets des fontaines des particuliers, on verse ensuite dans le tuyau, l'Eau de la mer qui, pressant de toutes parts, en raison de son volume & de la hauteur du tuyau, s'ouvre un passage à travers le sable, jusqu'au haut du baril, & par cette filtration forcée, devient douce & bonne à boire, c'est, à bien dire, la filtration inverse, elle s'opère de bas en haut.

Mais l'union des matières salines à

l'Eau n'eſt pas une diviſion purement méchanique ; elles ne s'y trouvoient pas interpoſées, comme quelques phyſiciens l'ont prétendu, mais parfaitement diſſoute dans l'Eau, & jouiſſant de la même fluidité ; ces ſels deviennent, par conſéquent, ſuſceptibles de paſſer à travers les filtres les moins poreux ; il n'y a donc que l'état vaporeux donné à l'Eau, qui puiſſe la ſéparer des ſubſtances ſalines qu'elle tient en diſſolution, & tous les intermèdes, autres que la diſtillation, n'opéreront jamais aucun effet ſatisfaiſant ; mais continuons d'examiner le préjudice notable que la filtration apporte à la qualité de l'Eau.

J'ai connu une perſonne dont le palais étoit tellement exercé, qu'elle ſavoit diſtinguer au goût, une Eau filtrée à travers le ſable, & la même qui ne l'avoit pas été ; celle ci lui ſembloit plus ſavoureuſe, plus légère, ce qui provient, ſans doute, de la privation d'un peu d'air, privation dont il eſt aiſé de s'appercevoir plus ſenſiblement encore ſous le récipient de la machine pneumatique.

Quoique l'uſage de filtrer les Eaux deſtinées à ſervir de boiſſon, remonte à la plus haute antiquité, il n'eſt pas moins vrai que le pauvre qui boit l'Eau de la Seine, ſans autre apprêt que celui de la laiſſer dépoſer dans ſon vaſe de terre, a de meilleure Eau que le riche, avec toutes ſes recherches.

Ce n'eſt pas là, ſans doute, le ſeul exemple qu'on pourroit rapporter pour prouver que l'utile eſt quelquefois ſacrifié à l'agréable, & que ſouvent le pauvre jouit plus complettement des bienfaits de la nature, que l'homme opulent qui les altère à grands frais; mais le goût général a prévalu; une tranſparence criſtalline récrée la vue; il n'y a que les buveurs d'Eau, ou ceux à qui cette boiſſon eſt preſcrite comme régime, qui peuvent y perdre. Ainſi, quand on a prétendu qu'en filtrant les Eaux, on les rendoit plus pures, il falloit dire plus claires & plus dépouillées d'air interpoſé qui conſtitue leur ſaveur & leur légéreté.

Mon deſſein n'eſt pas de diſcuter ni d'examiner à fond les prétextes de ceux qui ont propoſé au public, des moyens de lui procurer, d'une manière commode & peu diſpendieuſe, de bonne Eau; preſque tous ſont tombés dans quelques erreurs en préconiſant très-faſtueuſement les avantages de leur entrepriſe, & blâmant, à outrance, celle ſur les débris de laquelle ils cherchoient à établir la leur; mais ces différens projets ont échoués, & bientôt on n'a plus vu de preuves de leur exiſtence, que des uſtenſiles à vendre à perte.

Enfin, tous ces projets ſur la ſalubrité future de l'Eau de la Seine, étoient des pièges d'autant plus dangereux, que jamais on ne les présente sans allarmer en même temps les citoyens sur leur boisson principale ; il faut espérer que le gouvernement, instruit de leur peu de succès en ce genre, ne permettra plus, sans doute, qu'on nous trouble dans la jouissance de notre Eau toute naturelle, telle que la buvoient nos bons aïeux.

Ce n'est pas assez d'avoir prouvé que toutes les accusations formées contre la salubrité de l'Eau de la Seine, ne sont nullement fondées : que tous les moyens vantés pour l'épurer & la clarifier, ne sauroient opérer leur effet sans préjudicier à la qualité. Je dois faire voir encore que cette Eau est infiniment supérieure aux autres Eaux connues, par la raison qu'elle appartient à une grande rivière.

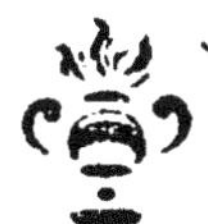

Des avantages de l'Eau d'une grande rivière.

RIEN de plus précieux pour une grande ville, que ſon enceinte ſoit coupée par une rivière; ſans cet avantage, l'Eau ne pourroit acquérir les qualités requiſes pour devenir une boiſſon ſalutaire; les hommes & les animaux ſeroient ſujets à des indiſpoſitions d'autant plus dangereuſes, que leur foyer, toujours ſubſiſtant, ſe renouvelleroit ſans ceſſe, ſur-tout ſi toutes les matières qui ſe rendent à la rivière n'étoient pas continuellement entraînées & détruites par l'action de ce fluide, dont le volume & le mouvement le rendent ſuſceptible des plus grands effets.

Que de phénomènes qu'on pourroit attribuer au mouvement & à l'Eau, ſans avoir beſoin de mettre toujours la nature en tourment pour les expliquer? Les Eaux gazeuſes paſſent-elles donc à travers les volcans avant d'arriver jusqu'à nous ? Le cinabre que l'on regardoit autrefois comme l'ouvrage d'un feu véhément, aujourd'hui, ne l'exécute-t-on point par la voie humide ? Il en est de même du soufre, dont la formation est revendiquée par les trois règnes de la nature. Ne voyons-nous pas les animaux marins déposer la matière huileuse qui constitue le charbon-de-terre, quoiqu'on lui donne pour origine des forêts ensevelis sous terre ? La vitrification ne présentoit à l'esprit que l'idée d'un grand feu, en sorte que toutes les pièces vitrifiables & vitrifiées, les granites, les sables, les cailloux, les pierres précieuses, n'étoient regardées que comme l'ouvrage de feux souterrains, aujourd'hui, c'est le mouvement & l'Eau qui ont contribué à la composition de la très-grande partie de ces masses solides du globe. Mais je reviens à mon objet.

Toutes les Eaux potables ne possedent pas les mêmes propriétés ; elles different entre elles, à raison de la nature & de la quantité de substances qu'elles contiennent, de la longueur de leur cours, du mouvement qui les agite, mouvement qu'elles doivent à leur inclinaison, à la qualité du fonds sur lequel elles coulent, aux matières qui s'y décomposent, aux bateaux dont leur surface est couverte, & aux obstacles qu'elles ont à surmonter dans leur passage, comme les arches des ponts, &c.

Il y a peu de rivières qui, comme la Seine, réunissent à un plus haut degré, tout ce qui peut concourir à la qualité de leurs Eaux : beaucoup de pente & une grande étendue : nivelée par *Mariotte* & la *Hire*, à différens endroits de Paris, elle a, au-dessus du Pont royal, lorsqu'elle touche les deux quais, & qu'elle ne couvre que très-peu l'extrémité du terrein de part & d'autre, 400 pieds de largeur & cinq pieds de profondeur, elle eſt alors dans ſa moyenne grandeur; ſa vîteſſe, au haut de l'Eau, eſt telle, qu'elle fait environ 150 pieds en une minute; elle en fait 250 quand les Eaux ſont à leur plus grande hauteur.

Les écrivains qui ont comparé la Seine à un vaſe circonſcrit, & ſon Eau à un fluide renfermé & dénué de mouvement, n'avoient, ſans doute, dans l'eſprit, qu'une mare de très-petite étendue, dont l'Eau dormante, loin de décompoſer les matières qu'on y jette, & d'augmenter de qualité par ce moyen, acquerroit néceſſairement quelques défauts, quand bien même elle feroit originairement très-pure & à l'abri de toutes matières étrangères.

L'Eau des grandes rivières ne feroit-elle même, ni plus pure ni plus ſaine que celle d'une mare, ſi le mouvement qui la briſe ſans ceſſe, ne prévenoit ſa corruption, si son renouvellement perpétuel ne divisoit & ne raréfioit ces matières étrangères qu'on y jette, si de ces matières étrangères détruites, il ne résultoit un nouvel être qui constitue la supériorité d'une Eau de grande rivière.

Les Eaux des grandes rivières s'affoiblissent en bonté, dans les tems de sécheresse, à mesure qu'elles se rapprochent de l'état des petites rivières, parce qu'alors leur étendue & leur mouvement se trouvent considérablement diminués, & qu'elles reçoivent plus de matières qu'elles n'en peuvent décomposer : la Seine, selon l'observation de *Mariotte*, dans son *Traité du mouvement des Eaux*, diminue souvent à la fin de l'été, des $\frac{5}{6}$ de la grandeur qu'elle a après les grandes pluies, l'air étant lui-même sans ressort, & toute la nature en végétation, l'atmosphère doit éprouver également de l'altération.

Les médecins, depuis *Hyppocrate*, les

les naturaliſtes, même avant *Pline*, condamnent l'uſage des Eaux ſtagnantes, tous donnent la préférence à celles qui ont un grand mouvement, & qui appartiennent à une grande rivière; ils les regardent comme les plus propres à déſaltérer & à ſe conſerver long-tems, par la raiſon qu'elles ſont plus atténuées par leur choc continuel.

Cependant, il faut convenir que l'Eau des rivières ne ſert pas toujours de boiſſon; il eſt des hommes qui aiment mieux creuſer un puits à côté pour y faire venir l'Eau préciſément qu'on dédaigne; & quoique cette Eau perde de ſes bonnes qualités par ſa ſtagnation & le défaut de communication avec l'air libre, on la préfere, en mépriſant la rivière qui la fourniroit réellement meilleure.

Indépendamment de leur peu d'étendue & de la lenteur de leur cours, les Eaux des petites rivières ſemblent dégénérer à meſure qu'elles s'éloignent de leur ſource, tandis que celle des grandes rivières paroît devoir ſa ſupériorité au mêlange des autres Eaux dont elles ſont compoſées, mêlange qui ne peut avoir lieu ſans quelque décompoſition favorable à l'Eau, & peut-être en eſt-il de cet objet, comme d'une infinité d'autres qui ne doivent leur perfection qu'à la réunion de pluſieurs, qui forme un tout plus homogène.

Les Egyptiens ne croyoient pas qu'il y eut dans l'univers de plus excellentes Eaux que celles du Nil ; ce fleuve ſi célèbre par ſon immenſe étendue, & par le peuple intéreſſant qui cultiva ſur ſes bords les arts & les perfectionna, ne paroît cependant formé que d'une foule de ruiſſeaux dont l'Eau eſt d'une mauvaiſe qualité ; & comme l'obſerve M. *Savary* dans ſes lettres ſur l'Egypte, on boit les Eaux du Nil avec une ſorte de volupté, la quantité ne fait jamais de mal, ſeulement elles purgent doucement ceux qui en uſent avec excès.

L'Eau dont le courant eſt tranquille, diffère de celle qui coule avec rapidité; auſſi remarque-t-on que le Rhin & le Rhône, qui prennent leur ſource dans les montagnes des Griſons, fourniſſent des Eaux extrêmement légères & de la meilleure qualité; ceux qui ont deſcendu le Mein ont obſervé que pour entrer dans le Rhin, les barques s'enfoncent beaucoup plus, phénomène dû à la légéreté de ſes Eaux; les bateliers, en entrant à Paris par Charenton, remarquent la même choſe, d'une manière peu ſenſible il eſt vrai, & qu'ils attribuent à la jonction de la Marne.

Si les buveurs d'Eau vouloient goûter avec attention celle de la Seine, ils trouveroient ſans doute de la différence dans l'Eau puiſée au-deſſus de Paris, ou dans ſon enceinte, cette dernière a évidemment plus de ténuité, de légéreté & de ſaveur, ce n'eſt point qu'elle renferme une plus grande quantité de matières salines & extractives, mais elle possède une surabondance d'air qui s'y forme au moyen du mouvement augmenté dans son passage, par l'impulsion que lui communique l'arrivée des matières qu'on y jette.

On sait encore que la végétation qui ne peut avoir lieu dans l'Eau sans en décomposer une portion, & sans lui rendre d'autres fluides sous une forme différente, que cette importante opération de la nature n'est pas possible dans une rivière, à cause de son mouvement, de la distance du fond à la superficie, & du peu de limon qui s'y trouve pour servir aux plantes de point d'appui & d'engrais. Ces moyens de décomposition, qui doivent apporter nécessairement des modifications à l'Eau, ne peuvent s'effectuer tout au plus que sur les bords, ni communiquer à l'Eau aucune mauvaise qualité, à moins que l'abondance de ces plantes ne soit aussi considérable que dans les circonstances de sécheresse que nous avons déjà indiquées.

Pour terminer ce qui me reste à dire sur le mérite des Eaux des grandes rivières, j'ajouterai que comme elles conservent dans toute l'étendue de leur cours un très-grand mouvement, & qu'elles sont éclairées par le soleil, il émane de leur sein des vapeurs salutaires aux atmosphères des lieux habités qu'elles traversent jusqu'à la mer où elles vont se perdre; car, selon les expériences de M. l'Abbé *Fontana* & de M. *Senebier*, l'Eau d'une grande rivière concourt le plus à l'élaboration de l'air qu'elle a absorbé, puisqu'il s'y métamorphose en air vital ou déphlogistiqué, tandis que cet air a une propriété différente dans les Eaux qui ont peu de mouvement; mais ce n'est pas le seul inconvénient que nous avons à reprocher aux petites rivières, arrêtons-nous aux principaux.

Inconvéniens de l'Eau des petites rivières.

La marche lente & paiſible d'une petite rivière ne ſauroit avoir aucun point de reſſemblance avec l'état tumultueux d'un fleuve, & il eſt également facile de juger de la différence des Eaux qui en proviennent, par leur légéreté reſpective.

La nature des corps ſur leſquels l'Eau coule, contribue beaucoup à l'épurer & à donner aux molécules aqueuſes, une ſorte de mouvement qui les atténue; or, c'eſt le ſable ou le gravier qui forment le lit des grandes rivières, & on connoît leurs avantages; mais le limon, qui eſt le défaut ordinaire des petites rivières, toujours abondant & peu mobile, produit un effet abſolument contraire, auſſi remarque-t-on, dans beaucoup d'endroits, l'Eau coulante ſur un fond glaiſeux, s'améliorer plus loin ſur un fond pierreux, ſans augmenter de volume & de mouvement, & l'Eau des petites rivières, perdre le goût de vaſe qu'elles avoient donné chacune ſéparément, pour prendre le caractère d'eau ſalubre & potable, dans une rivière plus grande.

Le mouvement de l'Eau d'une petite rivière paroît tellement ralenti, qu'il ſemble approcher de la ſtagnation; il eſt, ainſi que l'a très bien remarqué M. *Bayen* dans ſa ſavante Analyſe des Eaux de Bagnères-de Luchon, ſemblable à celui d'une Eau croupiſſante, ſur-tout lorſque la rivière a peu de profondeur, qu'elle traverſe des prairies marécageuſes, qu'elle eſt arrêtée de diſtance en diſtance pour les uſages économiques, qu'elle ſéjourne ſur un ſond limonneux peu mobile qui s'accumule, l'Eau alors qui n'a que la pente suffisante pour couler, ne fait plus que glisser dessus, au lieu que dans le vaste bassin d'un fleuve, la quantité de vase apportée par les petites & moyennes rivières qui s'y perdent, ou que ses Eaux détachent des terres limonneuses dans les grandes crues, n'est jamais assez considérable pour en couvrir le sable ou le gravier, elle n'a pas le tems de s'y fixer, bientôt l'agitation de l'Eau la rejete au loin ou l'entraîne avec elle; comment en effet l'Eau d'une grande rivière pourroit-elle avoir un fond vaseux? Sa rapidité détruit ou s'oppose à toutes les causes susceptibles de le former.

Considérons maintenant le lit des petites rivières par rapport aux plantes qui y croissent & s'y multiplient souvent au point d'en couvrir la surface; l'Eau n'étant ni trop haute ni trop basse pour empêcher que ces plantes n'occupent le fond & n'atteignent la superficie; les premiers rayons du soleil, en échauffant la vase, déterminent la germination des graines qui s'y trouvent contenues, insensiblement leurs sommités grandissent, s'élèvent au-dessus de l'Eau, afin que l'air, qui doit servir au développement de leurs fleurs, les frappe & les pénètre; la fécondation une fois opérée, ces sommités rentrent ordinairement dans l'Eau, pour que leurs semences y mûrissent & s'y répandent.

Les plantes ayant alors rempli le vœu de la nature dans la région aqueuse, & se trouvant privé du contact de l'air extérieur, cessent d'enlever à l'Eau les principes à la faveur desquels elles ont parcouru le cercle de leur végétation, & de leur rendre à peu près ce qu'elles en ont reçu; livrées entièrement au pouvoir de l'Eau qui les dépouille du peu de matière extractive qu'elles ont à cette époque, bientôt elles se désunissent, se décomposent, & ne manquent point de changer la nature de l'Eau, en ſorte qu'à la fin de l'été, ou au commencement de l'automne, elles forment cette vaſe bourbeuſe au milieu de laquelle les graines ſe conſervent juſqu'au retour du printems.

Quoique les plantes aquatiques ne ſoient pas comme celles qui vivent dans l'air, revêtues à leur ſurface de poils ou tuyaux capillaires aſpirans, elles n'en ont pas moins une action très-marquée ſur l'Eau qu'elles décompoſent, ou à la quelle elles enlevent au moins l'air méphitique dont elle eſt comme ſaturée. Après leur mort elles éprouvent encore un autre genre d'altération, de manière qu'on peut aſſurer que l'Eau des petites rivières ſe détériore à meſure qu'elle s'éloigne de ſa ſource, qu'elle change pour ainſi dire de nature à chaque ſaiſon; lorſque la végétation commence, dès qu'elle ceſſe, & quand ſes réſultats ſe déforment & ſe pourriſſent.

Tout ce qui contribue donc à augmenter le mouvement d'un grande rivière & la qualité de ses Eaux, produit un effet diamétralement opposé sur les petites rivières. Indépendamment d'une quantité énorme de plantes qui croissent, se développent, & meurent dans leur lit, elles ont le désavantage d'avoir leurs surfaces tellement ombragées par les arbres plantés le long de leur cours, qu'à peine la lumière solaire y trouve accès, ce qui fait que, dans la plûpart de ces endroits, ces plantes sont étiolées. A la fin de la belle saison, ces rivières sont couvertes des dépouilles des arbres, qui pendant l'hiver se pourrissent & se changent en limon : les digues, les deversoirs, les batardeaux, les vannes, les chanvres, les lins que l'on fait macérer & roüir dans les ruisseaux, ou fosses pratiqués à côté, toutes les immondices, les lavages, les égoûts, les Eaux pluviales des villes, des bourgs, des villages, des hameaux, & des fermes qui y aboutiſſent, ſont encore autant de cauſes qui infectent l'Eau, occaſionnent des dépôts qui ralentiſſent ſon courant, & empêchent qu'elle ne puiſſe en détruire la ſource ou les entraîner, même dans les plus grandes crues.

Ainſi, le lit des petites rivières, toujours peu profond, n'eſt jamais ſans dépôts pourris, ou pourriſſans, qui s'y accumulent d'année en année, au point de rendre ſouvent leur curage néceſſaire, comme ſi c'étoit un étang, un puits, ou un baſſin de jardin. Faut-il s'étonner ſi l'Eau qui a ſéjourné de cette manière dans les écluſes malpropres des moulins, qui a lavé des prairies marécageuſes, qui a pour fond, rarement du ſable, mais toujours un limon & des végétaux qui ſe décompoſent, contracte un goût de vaſe plus ou moins ſenſible, à raiſon des circonſtances locales & des ſaiſons.

Ce ſont néanmoins ces Eaux, originaireınent le réceptacle des immondices de tous les endroits qu'elles ont baignés, qui charient long-tems les résultats des dégraisseurs, des bouchers, des tanneurs, des blanchisseuses, des teinturiers, des fabriques de colle forte, ce sont, dis-je, ces Eaux qu'on estime tant, qui composent, par leur réunion, les grandes & moyennes rivières en s'y déchargeant; s'est-on jamais avisé de leur attribuer tous les inconvéniens dont on a taxé si gratuitement celle de la Seine, parce que vraisemblablement le tableau hideux, de ce qu'elle reçoit en traversant Paris, est sous les yeux d'une grande population qui n'a point encore voulu se former une idée précise de ce que deviennent ces matières hétérogènes dans un fluide immense, & dont le mouvement est aussi rapide.

Le dégorgement d'une petite rivière dans une grande, comparable à celui des ruisseaux & égoûts d'une grande ville, noye, délaye, attenue, non-ſeulement les parties hétérogènes que ces Eaux tranſportent, mais les Eaux elles-mêmes qui, altérées durant leur exiſtence dans le lit reſſéré & limonneux d'une petite rivière, ſont bientôt épurées par leur mêlange, leur frottement, leurs colliſions, leur mobilité avec l'Eau d'une grande rivière où la maſſe du fluide eſt ſi conſidérable, & où les cauſes de corruption, & ſur-tout de peu de ſéjour, ſont ſi petites.

Mais en préſentant les inconvéniens des Eaux des petites rivières, il ne s'agit point de ces ruiſſeaux, de ces filets d'Eau qui ſe précipitent ſur les roches dans les montagnes; leur très-grand mouvement équivaut au volume; les ſables ou les pierres quartzeuſes, ſur leſquels elles roulent, les aſſimilent à l'Eau des grandes rivières, & les conſervent long-tems ſans s'altérer, cette conſervation eſt encore une preuve de la bonté des Eaux potables : pour prouver la ſupériorité des Eaux des grands fleuves, M. *Spon* a gardé en très-bon état, dans des urnes de grès, de l'Eau du Rhône, tandis que l'Eau des petites rivières qui y aboutiſſent, renfermée également, s'eſt bientôt altérée.

Une autre obſervation qui prouve que l'Eau d'une grande rivière, loin de s'enrichir des matières hétérogènes des Eaux qu'elle reçoit dans ſon cours, en change la nature & ſe les approprie, c'eſt que j'ai examiné la plûpart des petites rivières qui, dans les environs de Paris, viennent apporter le tribut de leurs Eaux à la Seine ; toutes contiennent en particulier plus de matières ſalines, que celle à laquelle elles ſe mêlent ; mais noyées dans un grand volume, dont le mouvement eſt conſidérable, leurs principes ſubiſſent une ſorte de décompoſition, & s'identifient avec ceux qui conſtituent l'Eau d'une grande rivière. Qu'on mette en effet un grain du ſel, qui paroît le moins altérable, dans une pinte d'Eau, il ſera impoſſible à la chymie de le retrouver par les moyens les plus doux, vu que ſon extrême diviſion l'aura rendu d'une décompoſition très-facile.

Mais quand bien même les Eaux d'une petite rivière poſſéderoient toutes les qualités néceſſaires pour ſubvenir aux différens uſages auxquels on les deſtine, qu'elles ne ſe ſeroient pas détériorées dans leur trajet, qu'elles reſteroient enfin auſſi pures qu'elles ſont à la ſource, il y auroit toujours des riſques à courir pour une grande-ville, de n'avoir à compter que ſur cette reſſource, parce que les fortes chaleurs, ou les froids vifs, dont les effets ſont d'autant plus puiſſans, que le fluide ſur lequel ils s'exercent, préſente plus de ſurface que de profondeur, priveroient tout à coup, & pendant bien long-tems les habitans, de l'Eau, qui, expoſée à ces viciſſitudes, géleroit ou

tariroit

tariroit, & pourroit, dans les tems de ſécheresse, contracter une ſaveur inſupportable, & ne fourniroit plus alors qu'une Eau déſagréable & mal-ſaine. Il n'y a pas d'année où les grands établiſſemens, entretenus d'Eau par une petite rivière, ne manquent tout à fait, ou n'en aient pas ſuffiſamment : le robinet des fontaines n'eſt-il pas à ſec la moitié de l'année ? Tout eſt donc à l'avantage d'une grande rivière ; ſes Eaux réparent & bonifient tout, lorſque celles d'une petite rivière ſont ſubordonnées à tous les événemens; mais j'aurai encore occaſion de confirmer, par la ſuite, la vérité de cette aſſertion.

De l'Eau de la rivière d'Yvette.

La qualité inférieure des Eaux des petites rivières, comparée à celles des fleuves, abſtraction faite des différentes matières qui ſont mêlées avec elles, eſt maintenant hors de doute; auſſi, lorſque

M. de *Parcieux* proposa d'amener la rivière d'Yvette à Paris, & qu'il voulut fixer l'opinion sur la salubrité de ses Eaux, on ne manqua pas de leur attribuer une partie des inconvéniens que je viens d'exposer : les mêmes reproches ont été renouvellés au moment où M. *de Fer*, ingénieur instruit, a fait connoître les moyens de rendre l'exécution de ce projet plus facile & moins dispendieuse; mais ce dernier objet m'est absolument étranger. C'est à l'Académie royale des Sciences consultée qu'il appartient de prononcer. Je ne dois considérer ici que l'Eau, relativement à ses différens usages économiques.

S'il faut en croire toutes les allégations contre l'Eau de la rivière d'Yvette ; le terrein d'où elle sort lui communique, dès sa naissance, les plus mauvaises qualités : le goût désagréable de marais, qu'elle a tout le long de son cours, est plus sensible encore que celui qu'ont ordinairement les Eaux de toutes les petites rivières, en ſorte que les Riverains n'oſent en faire uſage comme boiſſon, ni pour tous leurs autres beſoins.

Pour connoître ſi ces accuſations étoient fondées, je me ſuis tranſporté à la fontaine d'Yvette; j'ai ſuivi la rivière juſqu'à ce qu'elle perde ſon nom, en ſe réuniſſant à la rivière d'Orge; j'ai examiné le ſyſtême du terrein qu'elle parcourt, & le genre des plantes qui croiſſent ſur ſes bords, ou au milieu de ſon lit.

L'Eau, à ſa ſource, ne m'a point paru avoir le goût de marais qu'on lui reproche, elle ne le contracte qu'à quelques pas de la fontaine; les plantes dont ſes rives ſont jonchées, ou qui végètent dans ſon lit, appartiennent à la claſſe de celles vulgairement nommées plantes aquatiques, & le ſol à travers lequel elle coule, eſt un composé de terre végétale, de gravier & de petites pierres.

Le goût de vaſe ou de marais qu'a

l'Eau d'Yvette, ne lui eſt donc pas inhérent, ni même particulier; elle le partage avec toutes les Eaux des petites rivières, qui ne le doivent à leur tour qu'à des matières étrangères. Il eſt vrai que ce goût ne diſparoît point auſſi promptement que l'ont avancé les commiſſaires nommés plus haut; car, après avoir exposé l'Eau d'Yvette ſous le récipient de la machine pneumatique, ou ſecouée dans un flacon à l'air libre, il ne s'eſt pas diſſipé entièrement; il m'a fallu la faire bouillir, ou la laiſſer à l'air pendant huit jours, pour qu'elle le perdît. Ce goût de marais eſt donc plus tenace qu'on ne l'a penſé; ce qui vient ſans doute de la différence des ſaiſons où ces examens ont été faits, ce qui doit rendre le goût de marais plus ou moins intenſe ou fugace.

Les expériences que j'ai faites ſur les lieux, & que j'ai répétées enſuite ſur l'Eau d'Yvette, puiſée en différens endroits de la rivière, m'ont fourni des résultats conformes aux analyses qui en ont déjà été publiées.

A l'égard de la répugnance que les habitans des bords de la rivière d'Yvette ont pour se servir de son Eau, comme boisson, quelques informations m'ont appris que ce n'étoit de leur part qu'une indifférence fondée sur ce qu'étant environnés de sources & de fontaines, & ayant la liberté du choix, ils donnent, avec raison, la préférence à une Eau qui n'a pas ce goût de marais, sans accuser pour cela l'Eau d'Yvette, d'aucun effet dangereux.

D'ailleurs, ne voyons-nous pas des villes fort peuplées, dédaigner l'Eau de leur rivière, parce qu'elle reçoit sous leurs yeux une infinité de matières hétérogènes, tandis que les citoyens, placés au-dessous, n'en connoissent pas de meilleure pour tous leurs usages? Les habitans de Francfort, à portée d'une grande rivière, le Mein, envoyent chercher de son

Eau pour cuire leurs légumes, leur morue, leur *ſtockfiſch*, tandis qu'ils boivent de l'Eau de leurs puits, ſans s'embarraſſer de la qualité, parce qu'ils l'ont encore plus ſous la main. Enfin, ne voit-on pas des gens craindre de ſe baigner dans l'Eau de la rivière après qu'il a plu, & ne faire nulle difficulté d'en boire dans ce moment-là même ; ces ſingularités tiennent ſouvent aux vieilles habitudes, ou à quelques préjugés.

Il ne s'enſuit donc pas, de ce que l'Eau d'Yvette eſt moins pure, moins légère, moins agréable à boire que celle de la Seine, que les Riverains qui en feroient uſage ſeroient malheureux s'ils n'en avoient pas d'autre ; je les trouverois beaucoup moins à plaindre que les habitans des pays qui n'ont de reſſource que les puits, dont l'Eau toujours fade & peſante, a de plus le déſavantage d'être peu propre à la cuiſſon des légumes, & aux autres beſoins de la vie.

J'engage d'ailleurs ceux à qui il resteroit le plus léger doute sur la qualité des Eaux de la rivière d'Yvette, & qui croyent encore aujourd'hui qu'elle seroit capable de causer autant de maux qu'on l'a avancé sans preuves, de lire le compte rendu à ce sujet, à la Faculté de Médecine : rien n'est plus exact que le travail des commissaires de cette savante compagnie, & leur analyse est un chef-d'œuvre de clarté, de précision & de méthode.

Je crois en avoir dit suffisamment pour démontrer que je suis bien éloigné de jeter un coup d'œil de critique sur un projet qui rappelle à la mémoire des habitans de la capitale un Savant justement estimé, qui a si bien établi la possibilité d'amener à Paris des Eaux étrangères, en cas que la Seine ne pût suffire au service public; mais on me permettra quelques réflexions, toujours relatives à l'objet que je traite dans cette dissertation.

Une première considération sur laquelle on doit s'arrêter avant de songer à pratiquer le canal destiné à amener l'Eau d'Yvette à Paris, c'est de détourner tous les égoûts des endroits qui vont s'y rendre, d'interdire le rouissage du chanvre & du lin, de supprimer les usines établies sur son cours, de nettoyer parfaitement, & de tems en tems, le lit de cette rivière, d'empêcher qu'il ne soit infecté de manière à en faire dégénérer l'Eau.

Cela fait, en supposant qu'on puisse donner au nouveau lit plus de pente que la rivière n'en a actuellement ; que l'Eau, par la vîtesse augmentée de son courant, perde le goût marécageux dans un long canal où elle ne sera plus infectée par la pourriture des végétaux, & surtout par son séjour dans les biais de moulins ; il restera toujours à savoir si, passant à travers un terrein qui n'est point destiné par la nature à recevoir une rivière, l'Eau ne s'infiltrera pas en partie; si le froid ou les vives chaleurs n'en suspendront pas l'écoulement, ou n'en diminueront pas la quantité. Quoique, dans son état le plus abondant, & réunie à la Bievre, il paroît difficile qu'elle puisse fournir un volume d'Eau assez considérable pour remplir le grand objet qu'on se propose, il sera d'ailleurs toujours impossible d'évitèr qu'une Eau qui, dans tous les tems, a un goût de marais, ne devienne insupportable dans la circonstance où l'Eau de la Seine, elle-même, comme celle des autres grandes rivières, contracte ce mauvais goût à un certain degré. Or l'on sait que les momens de sécheresse sont précisément ceux où la soif exige une plus grande consommation d'Eau; que sera-ce si elle ne possede presque plus alors la propriété de désaltérer?

Cependant, comme la salubrité d'une grande ville tient à sa propreté, & qu'on ne peut obtenir l'un & l'autre avantage que par l'effuſion d'Eau répétée dans toutes les rues, à meſure que l'air a beſoin d'être renouvellé & rafraîchi, les efforts induſtrieux de ceux qui cherchent à procurer cet avantage à la capitale, ont tous des droits à nos éloges & à notre reconnoiſſance. Mais ſi la Seine peut fournir à ſes habitans, un volume d'Eau qui ne ſera borné que par l'étendue de leurs beſoins, n'eſt-il pas plus ſuperflu qu'utile, d'aller chercher à grands frais une reſſource dans les rivières du voiſinage, dont l'Eau, malgré toutes les précautions, aura toujours les inconvéniens attachés aux petites rivières? Jamais elle ne pourra le diſputer en bonté à la Seine, ni balancer les effets conſtamment ſalutaires de ſes Eaux, que les autorités les plus reſpectables, & pluſieurs ſiècles d'une expérience heureuſe, ont fait placer au premier rang parmi les Eaux potables.

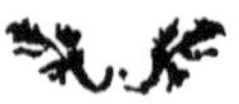

Eau de la Seine élevée & fournie par les Pompes à feu.

Le projet d'amener l'Eau de la rivière d'Yvette à Paris, devient aujourd'hui moins néceſſaire que jamais pour la capitale, puiſque ſes habitans commencent déjà à jouir des avantages que M. *de Parcieux* avoit en vue de leur procurer; ce ſavant, inſpiré par l'amour de l'utilité publique, poſe en principe, dans ſon Mémoire, trois conditions eſſentielles pour l'Eau qu'on doit fournir à une grande ville.

1°. Que l'Eau ſoit de bonne qualité.

2°. Qu'elle ſoit abondante & toujours au-deſſus des beſoins.

3°. Qu'elle ſoit amenée ſans obſtacles ni interruptions, ni ſuſpenſions, ſans d'autres ſoins que l'entretien des conduits, inévitable dans tous les cas.

Ces trois conditions me paroiſſent complettement remplies par les Pompes à feu; la salubrité de l'Eau de la Seine est incontestable dans l'endroit où elles la puisent; elles la procurent de la manière la plus abondante, à toute heure du jour & de la nuit, dans les différens quartiers de Paris, & à peu de frais, sans qu'on soit obligé de l'aller chercher au loin, dans des vaisseaux embarrassans; enfin, elles préviennent les accidens trop fréquens des porteurs d'Eau à tonneaux, que la mort a si souvent surpris, eux & leurs chevaux, lorsqu'ils alloient s'approvisionner dans les grandes crues, ou loin des bords; mais les avantages infinis des Pompes à feu ont été bien appréciés dans le Manuel *sur les propriétés de l'Eau*, par M. *Macquar*, dont l'opinion, conforme à celle de la Société de médecine qui a approuvé son ouvrage, est conçue en ces termes:

« Nous voyons, avec la plus grande » satisfaction, les efforts que fait une » compagnie respectable, sous la direc-

» tion éclairée de MM. *Perrier* frères,
» à dessein de procurer à la ville de
» Paris, les avantages qu'une bonne
» combinaison, l'instigation de Vol-
» taire, & l'exemple de voisins indus-
» trieux, auroient dû lui ménager de-
» puis long-tems; c'est le moyen le plus
» sûr d'ôter aux rues, d'une grande ville
» sur-tout, où l'on manque de trotoirs,
» cette puanteur désagréable, & ces
» boues si noires dont les gens de pied
» ont tant à se plaindre, de fournir
» beaucoup d'Eau dans les cas d'incen-
» die, de donner à bon compte aux
» particuliers, toute l'Eau que leurs be-
« soins exigent, & de l'avoir toujours
» pure, sans que la gelée puisse sou-
» vent en déranger le service. De si
» grandes & de si justes considérations
» font desirer ardemment, au public
» éclairé, que des travaux aussi impor-
» tans soient efficacement encouragés
» & soutenus par le gouvernement,

» dont la vigilante activité pour le bien
» public, ne peut laiſſer préſumer au-
» cune indifférence ſur la prompte exé-
» cution d'un projet vraiment national.

La ville de Londres, au moyen de neuf pompes à feu, ſe trouve arroſée, & fournie d'Eau abondamment. A cette autorité, nous pourrions encore ajouter le ſuffrage d'une foule d'hommes éclairés & eſtimables, qui ont parlé des Pompes à feu pour élever l'Eau, avec un enthouſiaſme inſpiré par l'amour de l'utilité publique. L'auteur du *Tableau de Paris* s'exprime ainſi ſur leur compte :
« Voici donc une innovation qui porte
» un caractère de grandeur & d'utilité
» nationale : la prompte diſtribution
» de l'Eau, indépendamment de ſes
» nombreux avantages, a celui de pro-
» curer un air plus ſalubre à reſpirer :
» & quel ſervice à rendre aux habitans
» de la capitale » ! Toutes ces autorités ſur les pompes à feu, n'ont pu empêcher

qu'on jetât des doutes sur la qualité de l'Eau de la Seine qu'elles élevent & fournissent, tant est enracinée l'habitude de décrier tout ce qui est nouveau, utile ou non, & de releguer, sans autre motif, parmi les objets les plus frivoles, ceux qui ont un intérêt direct avec notre conservation.

On a dit que l'Eau de la Seine perdoit toutes les bonnes qualités qu'on lui connoît; qu'elle avoit une odeur fétide & une couleur noire en sortant des conduits, lorsqu'elle tombe sur le pavé; que les tuyaux de bois dans lesquels elle séjourne, lui donnoient du goût ; que l'Eau du puisard de la machine étoit crue, comme celle des puits; enfin que les gelées pouvoient interrompre la distribution.

La Société de Médecine, consultée sur cet objet, a nommé des commissaires qui ont examiné avec soin, & par des expériences comparées, l'Eau de la Seine puiſée à la rivière, dans le premier baſſin où elle eſt élevée, & enfin dans les réſervoirs d'où elle coule à Paris ; l'examen comparé des Eaux priſes dans ces trois circonſtances, leur a fait conclure que l'Eau fournie par la machine à feu, étoit pure & auſſi ſalubre que celle du courant de la rivière.

L'examen comparé de toutes ces Eaux m'ayant confirmé dans la même opinion, j'ai recherché quelle étoit la ſource des plaintes élevées contre les Pompes à feu, & il m'a paru qu'elles pouvoient venir, la plûpart, des domeſtiques des maiſons abonnées : cet établiſſement n'a pu manquer de leur déplaire, parce qu'étant obligés de tranſporter l'Eau dans tous les endroits de la maiſon, où les porteurs d'Eau la mettoient ordinairement avant l'abonnement ; chargés encore du ſoin des réſervoirs, c'eſt à ce ſurcroît de fatigue pour des hommes auſſi diſpoſés

diſpoſés à l'oiſiveté, à la malpropreté & à la négligence, que ſont dûs vraiſemblablement les reproches mérités qui ont pu être faits à l'Eau des Pompes à feu; mais parmi ces reproches, il en eſt beaucoup dénués de fondement.

Il eſt d'abord prouvé par les expériences de la Société de médecine & celles que j'ai répétées, que l'Eau du puiſard de la machine n'eſt point crue, comme celle des puits; en effet comment le ſeroit-elle devenue? C'eſt de l'Eau de la Seine; elle diſſout parfaitement le ſavon, cuit bien les légumes, & quand quelques ſources étrangères à la Seine, viendroient s'y mêler, qu'eſt-ce qu'un filet d'eau relativement à la quantité que les pompes en élèvent? Elle eſt épuiſée dès les premiers coups de piſton; mais pour détruire toute inquiétude à ce ſujet, on m'a aſſuré qu'on avoit le projet de conſtruire un radier en charpente dans le fond du puiſard, qui empêchera la communication des Eaux étrangères avec celle de la rivière.

En ſecond lieu ce qui a pu faire dire que l'Eau, au ſortir des tuyaux, étoit noire, eſt dû à ce qui ſuit : quand un conduit eſt nouvellement poſé, & qu'on le met en ſervice pour la première fois, on a ſoin, pour le laver, de faire paſſer à travers les tuyaux qui avoient ſéjourné ſur le pavé, une très-grande quantité d'Eau que l'on répand dans la rue, afin qu'ils ſoient extrêmement propres. Aſſez communément cette première Eau a un peu d'odeur, ce qui dépend de la conduite extérieure, ou de celle que l'abonné a fait poſer chez lui : mais on a toujours la précaution de l'avertir de ne pas ſe ſervir de cette première Eau, & pour le dédommager, l'abonnement ne lui eſt compté que quinze jours après le premier ſervice.

Les abonnés étant ſervis tous les deux jours pendant environ trois heures, & les conduits de bois parfaitement nettoyés & entièrement vidés : lorſque leurs réſervoirs ſont remplis, la conduite étant de nouveau nettoyée & vidée par la décharge, l'Eau n'y revient que deux jours après. C'eſt donc à tort que l'on a prétendu qu'elle y ſéjournoit, elle ne reſte que dans les réſervoirs, paſſe enſuite dans un conduit de fonte où elle n'eſt même jamais dans l'état ſtagnant, à cauſe du grand mouvement qu'elle éprouve en ſe rendant dans les vaſtes baſſins de Chaillot, d'où elle coule en caſcade dans de larges tuyaux de fonte, & entre dans les réſervoirs des particuliers ou dans les fontaines qui ſont grandes & aérées.

On a dit, & les auteurs, accoutumés à ſe copier, ont répété que les pompes à feu prenoient l'Eau immédiatement au-deſſus du grand égoût de Paris, ou bien que leur aſpiration faiſoit remonter contre le courant les Eaux qu'il dégorge à quelques pas de là : mais ce dégorgement n'a lieu qu'à cent & une toiſes au-deſſous de l'aqueduc de Chaillot, & il eſt abſurde d'imputèr à l'Eau des pompes aucun mélange avec ce grand égoût.

Un des plus frivoles reproches encore contre les grands baſſins de Chaillot, c'eſt d'avoir, dit-on, leur ſurface d'un vert clair; mais cette couleur indiquée par tous les hydrologiſtes comme un des caractères de la bonne qualité de l'Eau, n'eſt due qu'à la profondeur du baſſin & au réflet du jour qui vient par en haut; l'Eau ceſſe de préſenter cette couleur dès qu'on la regarde à travers un gobelet.

A l'égard du ſervice, on ſait que depuis 1782 l'Eau des fontaines publiques de la Compagnie n'a jamais ceſſé de couler, ainſi que celle des abonnemens, dont les diſtributions ne ſont pas expoſées en plein air, ſans que la crue des eaux, leur diminution & la gelée, aient pu le ſuſpendre ou l'interrompre. Ces fontaines fourniſſent environ ſept ou huit cent mille muids d'Eau par an, & ſouvent il arrive que tel homme qui méprise l'Eau des pompes, n'a que celle-là sur sa table, & n'en boit pas d'autre chez ses amis; souvent aussi elle est vendue aux porteurs par les abonnés, malgré les réclamations & la clause de l'abonnement qui le leur défend expressément : on voit même les porteurs d'Eau attendre leur tour pour remplir leurs seaux à la décharge, & aller ensuite calomnier cette Eau de porte en porte chez les particuliers mêmes à qui ils la vendent.

Mais on ne sauroit trop recommander aux abonnés de surveiller la propreté de leurs réservoirs, d'empêcher qu'il n'y tombe aucunes ordures, de ne jamais manquer de les vider jusqu'au fond, sans quoi la portion qui y reste, suffit pour infecter la totalité. J'ai vu de ces réservoirs extrêmement sales, j'en ai vus où, faute d'être d'àplomb, les soupapes du fond ne se vidoient jamais en totalité, en sorte qu'il y restoit toujours une ancienne portion d'Eau qui, en séjournant, ſe gâtoit & corrompoit le reſte.

La Compagnie des Eaux, de ſon côté, doit redoubler d'attention, pour maintenir l'ordre qu'elle a établi concernant la diſtribution de l'Eau des réſervoirs, & empêcher qu'elle ne contracte un mauvais goût, ſur-tout dans la ſaiſon de l'année où l'Eau de la rivière l'a déjà acquis un peu elle-même. Peut-être auroit-il été à ſouhaiter que ſes prépoſés fuſſent chargés du ſoin des réſervoirs particuliers pendant les premiers mois de l'abonnement; cette précaution n'auroit pas manqué de diminuer le nombre des objections faites à cet établiſſement véritablement utile.

Mais un bienfait pour toutes les claſſes de citoyens d'une grande ville, eſt de n'avoir qu'une ſeule & même eſpèce d'Eau, au moyen de laquelle il ſoit poſſible de remplir tous leurs beſoins, parce que chaque fois qu'on ſe transſporte d'un quartier dans un autre, il y auroit quelques inconvéniens à changer ſa boiſſon habituelle. J'ai oui dire au célèbre frère Coſme que, toutes choſes égales d'ailleurs, il avoit plus ſouvent répété l'opération de la taille dans la partie du fauxbourg Saint-Germain, où l'Eau de la Seine n'eſt pas la plus commune.

On ne ſauroit trop applaudir au zèle de cette Société de citoyens qui, réunie par le goût des arts utiles, vient de dépoſer une ſomme de douze mille livres deſtinée à l'artiſte qui, au jugement de l'Académie royale des Sciences, fournira les projets de la machine hydraulique la plus ſimple & la moins diſpendieuſe pour remplacer celles du Pont-Neuf & du pont Notre-Dame.

Au reſte, de quelques moyens qu'on ſe ſerve pour faire abonder l'Eau à Paris, pourvu qu'elle provienne de la Seine, toute machine hydraulique m'eſt égale; & ſi j'ai cru devoir des éloges aux pompes à feu, c'eſt qu'elles me paroiſſent mériter juſques à préſent la préférence ſur toute autre, à cauſe de l'avantage que la capitale trouvera, d'une part, pour avoir une boiſſon ſalutaire, & que de l'autre on multipliera aiſément les fontaines publiques partout où le beſoin l'exigera, & par conſéquent les objets de décoration pour la ville & d'utilité pour ſes habitans; il ſera poſſible en même tems de profiter des déchets de ſes tuyaux conducteurs pour inonder, laver les rues à ſouhait, faire couler les ruiſſeaux avec plus de rapidité, & purifier l'air au moyen des vapeurs aqueuſes qu'on aura la facilité de lui communiquer.

Mais comme le pouvoir de l'imagination prévaudra toujours ſur les raiſonnemens les plus ſolides, il ſeroit à deſirer que le gouvernement, occupé aujourd'hui de tous les genres d'objets de ſalubrité, obligeât les blanchiſſeuſes, par exemple, d'établir leurs bateaux au-deſſous de Paris : cet aſpect qui nuit à la perſpective agréable du cours de la Seine, laiſſera toujours préſumer au public qui voit laver dans la rivière le linge des malades, que ſes Eaux doivent en charier les particules morbifiques. Il faudroit encore tenir la main aux réglemens qui défendent aux voitures chargées des déblais des rues, d'apporter leurs immondices à la rivière. Enfin, pourquoi la critique, toujours plus diſpoſée à décourager les bonnes vues qu'à les ſeconder, n'excite-t-elle pas le génie ſi bien connu de MM. *Perrier* pour faire arriver dans le puiſard à Chaillot l'Eau du milieu de la rivière ? Peut-être qu'entre leurs mains le moyen n'eſt pas impoſſible ; alors toutes les objections tomberoient d'elles-mêmes, & le citoyen n'auroit plus ſous les yeux des objets qui ſans avoir rien de dangereux, comme nous croyons l'avoir prouvé, sont inquiétans par leur dégoût.

Des Eaux de Puits.

Les Eaux stagnantes possedent en elles-mêmes tout ce qui peut contribuer à les rapprocher & à les assimiler à celles des rivières, mais il leur manque le mouvement, moyen seul capable de renouveller l'air qu'elles contiennent déjà interposé ou à demi-dissous, de leur en faire absorber une plus grande abondance, & de meilleure qualité; de rendre enfin ces Eaux d'un usage plus avantageux à la société.

Qui ne sait pas maintenant que l'Eau la moins bonne à boire devient potable après avoir été agitée : le mouvement que lui imprime la roue d'un moulin, change même ses qualités extérieures, au point qu'il y a entre l'Eau retenue au-dessus du moulin, & celle au-dessous, une différence frappante pour l'œil & pour le goût.

Les Eaux des puits qui ont toujours peu de diamètre, & qui par leur profondeur ſont à l'abri de l'air extérieur, à cauſe de la colonne qui, poſant ſur la ſurface de ces Eaux, en défend l'accès, ne peuvent recevoir d'autre mouvement que celui que leur procurent par moment les ſeaux ; ces eaux n'acquièrent réellement les qualités potables qu'à force d'être agitées; auſſi l'expérience prouve-t-elle que plus on en tire d'un puits, meilleure elle devient. On ſe tromperoit en attribuant ſeulement cette amélioration au renouvellement des Eaux qui ſe filtrent à meſure qu'on les élève, le changement, la formation ou l'abſorbſion d'un nouvel air n'y ont pas moins de part. Nous nous diſpenſerons de rapporter ici ce qui arrive dans les gros tuyaux des longues conduites d'Eaux, dans les chûtes de certaines uſines, pour démontrer la formation de l'air par le moyen dont nous parlons; car il n'eſt plus permis d'avoir, à cet égard, le plus léger doute.

Les chevaux, ordinairement fort délicats ſur le choix de leur boiſſon, diſtinguent parfaitement une Eau tirée immédiatement du puits d'avec celle qui a été battue ou expoſée à l'air libre pendant quelques heures. C'eſt par cette raiſon que dans certains endroits on a grand ſoin de placer à côté du puits une pierre dans laquelle l'Eau qu'on y verſe, abſorbe un peu d'air & prend la température du nouveau milieu où elle ſe trouve. Au défaut de cette reſſource, on paſſe la main pluſieurs fois dans le ſeau ſortant du puits, & cette ſimple précaution paroît ſuffire pour enlever ou affoiblir conſidérablement ce qui conſtitue la crudité qu'on reproche aux Eaux de puits.

Les jardiniers, inſtruits par l'expérience, se gardent bien d'employer l'Eau de leurs puits, à moins qu'elle n'ait été exposée à l'air libre ; ils savent que sans ce préalable ils mettroient certaines productions en danger : la perte d'une orangerie entière attribuée à l'incrustation séléniteuse que l'on prétend se former à la longue sur les végétaux arrosés avec de l'Eau de puits, n'a vraisemblablement d'autre cause que cette crudité. Tout ce qu'il y a de certain encore, c'est que les Eaux de puits diffèrent entr'elles suivant la nature du terrein à travers lequel elles se filtrent, suivant encore leur profondeur & la quantité de matières qu'elles ont dissoutes en chemin. Il n'est pas possible que coulant ou séjournant sur du plâtre, du gyps, elles ne s'en trouvent quelquefois chargées jusqu'au point de saturation, & que les Eaux des puits pratiqués dans le terreau, ne ressemblent point à celles qui sourdent des roches, des grès & du quartz.

*

Il seroit donc important, avant de construire un puits, d'examiner la qualite du terrein sur lequel on a dessein de l'établir : si le fond est marécageux, on courra les risques d'avoir un puits perpétuellement méphitique, préjudiciable à la santé & à quiconque y descendra sans précaution pour le nettoyer : il faut le creuser, autant que le local le permet, dans l'endroit le plus aéré, le plus éloigné des étables, des écuries, & sur-tout des fosses d'aisances qui, comme on ne le sait que trop, communiquent à l'Eau une odeur & un goût désagréables, capables de rendre mal-sains les alimens ou les boissons qu'on en prépare.

Mais une observation qu'on a faite depuis long-tems principalement sur les Eaux de puits, c'est que renfermées dans des vaisseaux de bois ou dans des bouteilles bouchées de liège, elles ne tardent pas à perdre de leur transparence, & à acquérir une odeur analogue à celle de l'*hépar sulphuris* ou d'œuf couvi ; on a aussi remarqué que plus les Eaux étoient séléniteuses, plus cette odeur étoit prompte à se manifester.

La cause de ce phénomène, facile maintenant à expliquer, prouve que l'Eau n'est pas plus que l'air un élément simple, comme on l'avoit pensé, puisqu'il est possibe de la décomposer; car on ne sauroit douter que ce ne soit à sa décomposition qu'est due la formation du gas hépatique qu'on retrouve toujours dans les Eaux les plus susceptibles de se gâter. Le gas inflammable qui constitue l'Eau ayant, comme on sait, beaucoup de rapport avec le soufre existant dans l'acide vitriolique qui constitue la sélénite, se combine avec lui, & se change bientôt en gas hépatique, tandis que la terre séparée de la combinaison saline, se précipite & forme les dépôts qui existent toujours au fond des vaisseaux. Mais c'est dans les Elemens d'hiſtoire naturelle & de chymie de M. *de Fourcroy* qu'il faut voir l'explication de ce phénomène & de tant d'autres de cette eſpèce que la nouvelle doctrine a développés ; la méthode & la clarté de ce célebre profeſſeur ajoutent un grand intérêt aux objets qu'il a traités dans ſon ouvrage.

Mais une choſe que j'ai remarquée, c'eſt que les Eaux qui ont été ainſi hépatiſées, finiſſent quelquefois par devenir auſſi pures que l'Eau diſtillée ; elles ne ſe troublent plus avec les diſſolutions d'argent & de mercure ; le ſavon ceſſe de s'y cailleboter ; enfin elles deviennent propres à cuire les légumes & à blanchir le linge.

Pour ſavoir ſi la prompte altération de l'Eau des puits de Paris n'étoit pas due à leur communication avec les conduits des foſſes d'aiſance, j'ai choiſi de préférence l'Eau du puits des Invalides que l'on ſoupçonne venir d'Arcueil, & dans

dans le voisinage duquel il ne se trouve aucunes matières en putréfaction. Cette Eau, qui est très-séléniteuse, prend de l'odeur en peu de jours, lorsqu'il fait chaud ; il s'y forme un véritable gas hépatique, & elle ne donne plus, après l'évaporation, que des atômes de résidu terreux.

Si, comme il n'est plus permis d'en douter ; c'est la sélénite abondante dans les Eaux de puits, qui les rend si susceptibles de se gâter, on doit bien présumer que les autres matières salines dissoutes en petite quantité dans des corps très-mobiles, leur feront aussi éprouver les mêmes changemens ; peut-être même que loin de prévenir l'altération, elles l'accélèrent, en devenant, pour ainsi-dire, le ferment des liquides dans lesquels ces sels se trouvent extrêmement étendus.

L'Eau, comme l'on sait, se gâte en mer, & redevient bonne ensuite d'elle-même pour ſe corrompre de nouveau, & ainſi ſucceſſivement, juſqu'à trois fois, dans l'eſpace de trois à quatre mois, ſelon la latitude où l'on ſe trouve : ce qui a fait avancer à quelques auteurs, que toute Eau paroiſſoit contenir des ſubſtances extraites de végétaux & d'animaux, auxquelles ſeules elle devoit ſon altération : il eſt facile de voir maintenant que l'Eau, en ſéjournant dans les tonneaux, leur enlève bien une matière extractive qui concourt à cette altération, mais que c'eſt particulièrement la ſélénite qui la détermine; & que quand le bois eſt épuiſé de ſa matière extractive la plus diſſoluble à froid, l'Eau, alors très-pure, ceſſe de ſe corrompre: on remarque que dans les endroits où l'Eau reſte dans le ſeau qui a ſervi à la tirer du puits, elle contracte un goût de bois, quand le ſeau eſt neuf, mais que ce goût n'a plus lieu après un certain uſage.

Parmi les moyens proposés pour conserver l'Eau en mer, il n'y en a point qui paroisse avoir eu plus d'efficacité que celui indiqué dans le Journal de Marine; il consiste à mettre, dans des futailles ordinaires remplies d'Eau, plein les deux mains de chaux vive, à les laisser reposer cinq à six jours, à les bien rincer & à les remplir ensuite, & de nouveau, d'Eau, pour le voyage; à couvrir le trou de la bonde avec une plaque de fer-blanc percé, pour empêcher les rats de s'y jetter.

Ce moyen peut sans doute retarder, prévenir même la corruption de l'Eau; mais si cette Eau est séléniteuse, elle n'en sera pas moins toujours dure & crue, peu propre à la cuisson des légumes, & à blanchir le linge. Ne pourroit-on pas, dans les tems chauds, se servir de l'expédient de la putréfaction, pour préparer l'Eau qu'on embarquera, à soutenir les voyages de long cours, en la soutirant des ſutailles dans leſquelles on auroit déjà laiſſé aſſez long-tems ces Eaux pour en extraire ce que le bois fournit ? ce ſeroit d'ailleurs une méthode prompte de faire de l'Eau, la plus lourde, l'Eau la plus légère & la plus convenable à tous les uſages.

On viendroit à bout, ſans doute, de diminuer encore la crudité, & la fadeur des Eaux de puits, en leur imprimant du mouvement à l'air libre, en les faiſant bouillir, puis refroidir ; mais ces moyens ſi connus, qu'on ne ſauroit pratiquer en grand, ſont inſuffiſans pour certains uſages économiques. Dans tous les endroits où il y a poſſibilité de ſe procurer d'autres Eaux que celles de puits, & où l'on ſe plaint avec raiſon que leur crudité rend la cuiſſon plus ou moins longue & imparfaite, leurs habitans pourroient ſans frais, moyennant certaines précautions journalières, obtenir tous les avantages dont jouiſſent les endroits favorisés d'une bonne Eau de rivière.

Dans une marmite surmontée d'une boîte de fer-blanc, dont le fond est une passoire bien fermée, & dans laquelle on met des racines, des herbes, ou des semences légumineuses, fraîches, l'Eau réduite en vapeur, par le mouvement de l'ébullition, en opère la cuisson, sans que ces substances aient rien perdu de leur odeur, de leur goût & de leur forme; elles sont infiniment plus sapides. Les avantages de cette marmite, présentée à la Société royale d'Agriculture, seront développés dans l'un de ses Trimestres.

D'après ce principe, on doit bien présumer qu'il n'y a pas jusqu'à l'Eau de mer qu'on ne puisse faire également servir à la cuisson des légumes frais & du poisson; puisque la vapeur de l'Eau en ébullition n'enlève rien de crud ou de salé, les semences seches étant préalablement macérées dans l'Eau douce, pourroient fort bien cuire : ce feroit encore un moyen de diminuer, dans les voyages de long cours, la confommation de l'Eau douce.

Mais la précaution de faire gâter l'Eau avant de l'embarquer, l'application de la marmite à la cuiffon des légumes deftinés aux équipages, font des vues que je propofe, & non des confeils que je donne, bien convaincu qu'elles ne peuvent échapper à la vigilance de M. le maréchal de *Caftries*, dans un moment fur-tout où ce miniftre éclairé eft férieufement occupé de la perfection du bifcuit.

Utilité de l'Eau pour la falubrité de l'Air.

Les deux agens principaux dont la nature fe fert pour entretenir ou rétablir la falubrité de l'air, font l'Eau & la végétation, jouiffant l'une & l'autre de toute leur activité : or, de quelque manière que l'Eau se distribue dans l'athmosphère, combinée, ou non, dans son état d'aggrégation ou décomposée, son influence est marquée sur l'élément que nous respirons; il ne s'agit plus que d'en diriger l'application.

Deux grands préservatifs pour la salubrité de l'air sont, suivant le docteur *Pringle*, 1°. la circulation de cet élément, occasionnée par le feu & le mouvement des habitans. 2°. La très-grande quantité de vapeurs gaseuses acides que produit la matière combustible dont on se chauffe aujourd'hui à Londres, & le cours rapide d'un fleuve qui traverse cette capitale dans sa longueur : l'on ne peut douter que ce ne soit à ces causes principales que Paris, la rivale de Londres, doit sa salubrité. Sans compter le mouvement continu & multiplié des voitures, celui où sont perpétuellement une foule d'hommes qui vont &

viennent, on pourroit comparer tous ces effets à une machine assez compliquée, dont toutes les parties serviroient à former un ventilateur.

Les forêts qu'on a consumées, dans le dessein de purifier l'air des contrées infectées ; ces grands bûchers composés de bois aromatiques, dirigés sur les villes ; les substances résineuses dont on parfume les appartemens ; les liqueurs spiritueuses, acides, corrosives, qu'on fait exhaler pour détruire ou neutraliser les prétendus miasmes dispersés dans l'athmosphère, ou qui s'échappent des atteliers, ne sont souvent que des moyens employés à dessein de donner à l'air plus de mouvement, pour lui rendre l'élasticité & la fluidité qu'une cause quelconque a pu lui enlever. On assure encore que des décharges de canons sur une ville en ébranlent l'air, lui donnent une commotion, & l'empêchent d'être contagieux.

Mais il ne suffit pas toujours d'agiter l'air pour entretenir sa salubrité, il faut encore lui fournir un élément capable de le renouveller, ou de lui rendre ce qu'il a perdu; c'est l'Eau dans son état d'aggrégation, ou en se décomposant, qui opère ce double effet : on sait les avantages que des villes ont retirés de moulins placés de manière à leur envoyer de l'Eau en vapeurs. Les bassins destinés à servir d'ornement aux jardins publics, & du milieu desquels s'élèvent des jets, des gerbes, des bouillons, qui mettent l'Eau en expansion, produisent également les plus grands avantages.

On sait combien les fêtes hydrophoriques ont été célébrées de toute antiquité chez les Egyptiens, les Chinois & les Japonois; pendant qu'elles duroient, on portoit en pompe, à Athènes, de l'Eau dans de grands vases : il y avoit chez les Orientaux une pratique religieuſe & populaire qui conſiſtoit, certains jours de l'année, à ſe jetter, dans les rues, de l'Eau au viſage, en ſorte que les paſſans ſe trouvoient, par politeſſe, ou par cérémonie, arroſés contre leur attente.

Les effets de l'Eau fraîche en vapeurs ſont connus & employés depuis longtems dans les différentes circonſtances où ce fluide manque des qualités qu'il doit avoir pour être ſalutaire : dans les chambres remplies de fleurs, ou nouvellement vernies, ce ſeroit une ſage précaution de multiplier les grands vaſes à large orifice, remplis d'Eau fraîche, que l'on renouvelleroit, & que l'on agiteroit de tems en tems, au moyen de poiſſons dorés qu'on y renfermeroit. On pourroit encore maintenir l'Eau froide en vapeurs, à l'aide d'un inſtrument de phyſique, qui, en formant des jets d'Eau artificiels, diſtribueroit une vapeur pour écarter de l'intérieur des appartemens la contagion.

L'Eau chaude, réduite en vapeurs, ne paroît pas produire un effet aussi prompt & aussi marqué; plusieurs faits manifestent cependant qu'elle n'est pas sans vertu dans les cas dont nous avons parlé. On a coutume dans les parties septentrionales de l'Asie & de l'Europe, de mettre des écuelles ou des seaux d'Eau fraîche sur les poëles qu'on allume pour la première fois, principalement lorsqu'on les chauffe avec le charbon de terre.

On connoît encore l'efficacité de l'Eau sur les personnes qui ont eu le malheur d'être frappées par quelques vapeurs méphitiques, quel qu'en soit le foyer: combien de fois l'Eau dans laquelle on trempe les mains, les pieds, ou que l'on jette avec force au visage, ont guéri, comme par enchantement, des maux de tête violens, ou ranimé le jeu des poumons des personnes suffoquées? Cet état de mort apparente, qu'il eſt ſi aiſé de confondre avec la mort réelle, & qui a dévoué à la ſépulture, beaucoup d'infortunés, avant de payer le tribut inévitable qu'elles doivent à la nature, a arrêté, de nos jours, les regards bienfaiſans de l'adminiſtration; la France a ſur-tout de grandes obligations à M. *Pia :* ce vertueux citoyen a acquis, plus que tout autre, de juſtes droits à la reconnoiſſance publique, par le ſuccès que la capitale obtient chaque année de l'établiſſement que la ville a formé ſous ſa direction, aux différens ports de la Seine, pour y ſecourir les noyés.

Mais les plantes en végétation, de même que l'Eau en mouvement, verſent dans l'atmoſphère un fluide capable de purifier l'air & de le renouveller : on ſait combien les pays incultes ſont malſains, & que les endroits où il y a le plus de jardins ſont auſſi ceux où il y a le moins de maladies. Souvent on a entendu les habitans des villes ſe plaindre de l'air qu'ils reſpiroient, tandis que ceux des fauxbourgs, au contraire, étoient dans la plus grande ſécurité, & jouiſſoient de la meilleure ſanté. Cet avantage pouvoit bien dépendre auſſi de la moindre élévation des bâtimens, & de leur iſolement. Les maiſons de l'ancienne Rome étoient conſtruites de manière qu'on circuloit librement tout au tour; mais la manie du jour eſt d'entaſſer les bâtimens, & de ſupprimer ce qui ſeroit capable de corriger l'air, en arrachant le peu d'arbres & de végétaux qui, répandus dans les différens quartiers, rendent une ville ſaine & habitable dans tous les tems.

Les plantes, privées de tout mouvement végétatif, ne laiſſent pas que de fournir, pendant un certain tems, des émanations ſalutaires qui rendent à l'atmoſphère le reſſort que des miaſmes peſtilentiels lui avoient enlevé. *Veinmain* dit que pour rafraîchir la chambre des malades, il faut y expoſer des branches d'arbres récemment coupées ; cette pratique eſt adoptée dans les hôpitaux de quelques cantons du midi de l'Europe ; un moyen plus ſimple & plus efficace, c'eſt d'arroſer, pour obtenir promptement le rafraîchiſſement tant deſiré & ſi néceſſaire.

Mais le même fluide qui, mis en mouvement, procure, conſerve la ſalubrité de l'air aux grandes villes & aux lieux habités, porte au loin l'infection & la mort, dès qu'il eſt ſtagnant. On ſait combien eſt mal-ſaine l'habitation des pays aquatiques, & ce qu'ils doivent aux travaux des hommes inſtruits dans l'hydraulique, pour avoir fixé le cours des rivières en les détournant des terreins qu'elles couvroient, ou en donnant à ces terreins plus de pente. Il en eſt de même des végétaux abandonnés à la putréfaction ; ce ne sont plus que des débris qui, en se décomposant, empoisonnent aussi l'athmosphère.

La plus grande preuve qu'on puisse donner que c'est à l'état de stagnation de l'Eau qu'il faut attribuer des maladies graves qui, à certaines époques de l'automne, se déclarent parmi ceux qui habitent les endroits entourés de fossés, voisins d'étangs, de marais, & même des petites rivières qui coulent lentement, c'est qu'il existe dans le royaume des cantons extrêmement aquatiques, où l'on n'éprouve aucunes indispositions particulières.

Parmi les exemples qui s'offrent en foule pour justifier ma proposition, je choisirai Chantilly : ce lieu enchanté, toujours l'objet de l'admiration de ceux qui le voient pour la première fois ; Chantilly, placé dans un fond tout couvert d'Eaux, & circonscrit pour la plus grande partie par d'épaisses forêts, sembleroit, par sa position, devoir être mal-sain; cependant, ses habitans y jouissent de la meilleure santé, & ne se ressouviennent point d'avoir essuyé de ces maladies qui attaquent ordinairement ceux qui vivent dans les endroits aquatiques & marécageux. La raison de cet avantage dépend entièrement de l'état des Eaux qui, continuellement agitées par des courans rapides que la nature & l'art ont multipliés, s'exhalent en vapeurs bienfaisantes, rafraîchissent l'air, & le renouvellent.

La santé, rappelée dans tous les marais desséchés, ne laisse plus aucun doute sur l'insalubrité des Eaux stagnantes; mais une fois ces marais rendus à l'agriculture, la plante qu'on devroit commencer par leur faire rapporter, ce seroit le maïs qui acheveroit d'y rétablir la salubrité; cette plante a, comme toutes celles de la famille des graines, selon l'observation de M. *Sennebier*,

la

la faculté d'exhaler l'air le plus pur; elle ameublit aussi les terres trop fortes, & les rend ensuite plus propres à la culture des autres grains. Ainsi les graminées, après avoir fourni à l'homme de presque toutes les contrées, son aliment principal, deviennent encore, pour ainsi dire, le restaurateur de l'air qu'il respire.

Mais la salubrité de l'air des villes, & les moyens de la procurer, ont souvent fixé l'attention des compagnies savantes. L'académie de Lyon, toujours distinguée par l'utilité de ses programmes, en a fait le sujet d'un prix qu'elle a adjugé à M. l'abbé *Bertholon*. Ce physicien si connu par ses recherches sur l'électricité des corps des trois règnes, termine son Mémoire par desirer de voir établir, dans toutes les villes principales, des machines qui élèvent les Eaux des rivières pour fournir une boisson salutaire à ses habitans, de la fraîcheur en été, la salubrité de l'air, &

une grande propreté dans toutes les rues; elles n'y ont été apportées que pour ſe procurer ces biens précieux, & il y a des réglemens de Police qui ordonnent de les arroſer lorſqu'il règne une chaleur exceſſive. Ce qui n'étoit d'abord qu'une ſimple précaution pour favoriſer la marche des gens de pied & des chevaux, eſt devenu enſuite un moyen preſcrit pour rafraîchir l'air; enfin, les cauſes d'épidémies ſemblent détruites à Paris, depuis que cette capitale eſt pavée, que les rues ſont élargies, & que la propreté y eſt mieux entretenue.

Formons des vœux, avec les bons citoyens, pour qu'on évite par tout l'influence peſtilentielle des Eaux ſtagnantes, en deſſéchant, par des ſaignées profondes & une vigoureuſe végétation, les endroits marécageux ou ſubmergés, en encaiſſant les rivières, dont les portions d'Eaux épanchées contractent bientôt le caractère méphytique, en leur donnant plus de pente & d'écoulement. Voilà, indépendamment des vents du nord, des orages, des tempêtes qui purifient, les moyens les plus efficaces d'enchaîner les épidémies : approuvés par la saine physique, par l'expérience & l'observation, ils ont déjà délivré plusieurs pays que ce fleau ravageoit. MM. *Banau* & *Torben* viennent de les proposer aux Etats de la province de Languedoc : puissent-ils fixer à jamais l'attention des hommes chargés de veiller aux objets de salubrité, & leur mériter un jour le titre glorieux de libérateurs de leur Patrie !

De l'Eau considérée comme principe essentiel de la végétation.

Il n'est aucune question d'agriculture qui ait occasionné plus de contestations parmi ceux qui ont écrit sur cette science, la plus utile de toutes, que la nature des sucs qui servent de nourriture aux plantes, & la manière dont ils ſont tranſmis à leurs organes. L'opinion la plus long-tems & la plus univerſellement accréditée, c'eſt qu'elles tirent ces ſucs nourriciers de la terre, & que celle-ci eſt d'autant plus féconde, qu'elle contient davantage de matières onctueuſes & ſalines; de-là, ces mots vagues de graiſſe, de ſels de la terre, dont ſe ſert encore aujourd'hui le commun des cultivateurs pour exprimer la faculté fertiliſante, mais que le tems, l'expérience, & le raiſonnement ont bannis de nos bons traités d'économie rurale.

Les premiers phyſiciens qui paroiſſent avoir attaqué & combattu, avec le plus de ſuccès; l'opinion qui attribue aux matières ſalines la fécondité des terres & la vigueur de la végétation, ſont *Eller*, *Vallerius*, & M. *André*: ces ſavans, après avoir examiné, par toutes les voies que l'art ſuggère, différentes couches de terre propres à la culture, n'ont jamais pu parvenir à en retirer que des atômes ſalins.

J'ai leſſivé également, en employant l'Eau diſtillée, pluſieurs eſpèces de terre, ſous différens états, en commençant par la terre neuve, & prenant enſuite celles dites amaigries par l'épuiſement des récoltes, & je n'ai rien obtenu qui eût l'apparence ſaline. Le terreau de couche, ſoumis aux mêmes expériences, ne m'a pas donné, à cet égard, un réſultat plus ſatisfaiſant.

Les ſubſtances terreuſes qui, de tous les tems, ont été employées en qualité d'engrais, telles que la marne, la chaux & la craie, les engrais eux-mêmes, c'eſt-à-dire les débris des végétaux & les dépouilles des animaux dénaturés par la putréfaction, toutes ces ſubſtances bien examinées n'ont pas préſenté de ſels à nud; la plupart n'en contiennent qu'accidentellement, & les autres n'ont que les matériaux pour les former.

Cependant, il faut convenir que les environs des salines, les endroits que la mer a baignés un moment, sont très-productifs; que beaucoup de matières salines répandues exprès sur la terre, en certaines proportions, remplissent les vues du cultivateur qui les emploie, & ont une très-grande influence sur la prospérité de la végétation; mais nous dirons bientôt de quelle manière il nous semble qu'elles agissent: Poursuivons.

Les belles expériences d'après lesquelles on a observé que, dans un terrein humecté par les rosées, par la pluie, ou qui avoit été submergé, les végétaux se développoient plus promptement & plus efficacement que dans un sol aride; que les plantes terrestres pouvoient croître & fructifier dans l'Eau distillée la plus pure, dans du sable bien lavé, dans du verre pilé, dans de la mousse, ou des éponges mouillées, dans la cavité des racines charnues, & que, d'ailleurs, la ſurface des plantes étoit couverte d'un nombre infini de tuyaux capables d'abſorber une quantité conſidérable d'air qu'on avoit la faculté de retirer par les moyens chymiques. Toutes ces obſervations, & tant d'autres qu'il ſeroit ſuperflu de rapporter ici, ont donné lieu au ſyſtême « que l'air & l'Eau étoient les ſeuls agens de la végétation, que les plantes ne recevoient rien du ſol, qu'il ne leur ſervoit que de baſe & de ſoutien ».

Mais les obſervateurs, retirés d'un erreur, ſe ſont bientôt replongés dans une autre non moins ſingulière, comme cela arrive aſſez ordinairement, en croyant que l'air & l'Eau, abſorbés par les racines & par les feuilles, n'étoient que les véhicules chargés des principes analogues aux végétaux qu'ils nourriſſoient, & qui s'incorporoient dans leur ſubſtance propre. Ils étoient bien éloignés de s'imaginer que ces deux fluides agiſſant ſeuls & dans tous les états d'atténuation qu'ils ſont ſuſceptibles de prendre, n'avoient, ainſi que la terre, les engrais & les ſels, qu'une action purement mécanique.

Après avoir recherché en vain, dans les amendemens que fourniſſent les corps des trois règnes de la nature, les matières graſſes & ſalines qu'on prétendoit s'y trouver abondamment, j'ai médité ſur leurs propriétés reſpectives. Les fumiers de toute eſpèce portent avec eux une humidité viſqueuſe qu'ils gardent, même étant convertis en terreau; la matière extractive qu'ils contiennent, leur donne la propriété, non-ſeulement d'attirer, de ſe charger des vapeurs qui flottent dans l'athmoſphère, de les communiquer à la terre avec laquelle on les mêle, mais encore de retenir ces vapeurs, d'empêcher qu'elles ne ſe raſſemblent en maſſe, & ne ſéjournent dans l'état d'Eau évidemment coulante, qu'elles ne ſe perdent, ſoit en s'exhalant dans le vague de l'air, ou ſe filtrant à travers les couches inférieures, en laiſſant la plante, ainſi que l'a très-bien obſervé M. *Tillet* dans ſes recherches intéreſſantes ſur la végétation, comme Tantale, mourant de ſoif au milieu de l'Eau.

Si on réfléchit donc à la manière d'agir des fumiers ſur la végétation, on verra que le principe eſſentiel de la culture, conſiſte à opérer la diviſion des molécules terreuſes, à augmenter leur ſurface, à leur donner une forme capable d'attirer, de retenir, de diviſer, de diſtribuer les vapeurs qui circulent dans l'air, on verra que les matières ſalines produiſent des effets à peu près ſemblables, que toutes les fois qu'un ſel, dans la compoſition duquel il entrera beaucoup d'Eau, ſera en même tems de nature à s'approprier celle de l'athmoſphère, de la garder long-tems, & de la communiquer à la terre qui l'avoisine, il concourra alors à la fertilité du sol, de même que les substances terreuses les plus sèches & les plus stériles, étant mêlées à une terre compacte, grasse & humide, forment un bon tout labourable. Voici une expérience bien propre à me confirmer de plus en plus dans ce sentiment.

J'ai semé dans le coin d'un des jardins de l'hôtel royal des Invalides, la graine d'une plante très-nîtreuse; c'étoit de la bourache : j'en ai formé trois carrés; dans le premier, je n'ai rien mis; dans le second, j'ai ajouté à la terre, un peu de sel marin très-pur, & dans le troisième, pareille quantité du même sel, mais à base terreuse; la végétation de ce dernier plant a été plus prompte, plus vigoureuse, que celle des autres carrés. J'avois le projet de pousser cette expérience plus loin; mes occupations, purement agricoles, m'en ont empêché.

Il feroit curieux, fans doute, de continuer le travail utile que M. *Duhamel* a déjà commencé fur le *kali* ou la foude, pour voir fi le fel marin à bafe terreufe, employé dans l'expérience que je rapporte, influe fur la nature des parties conftituantes de la plante qu'il fait croître plus vigoureufement, au point d'intervertir l'efpèce de fel qui s'y trouve naturellement; conftater enfuite fi le fel, ajouté à la terre pour la rendre plus productive, y exifte encore dans certaines proportions après la récolte, ou fi l'excédant fe fera décompofé en s'échappant dans un état aériforme, ou fe combinant avec la terre; ce qui paroît affez vraifemblable, puifque dans une même terre parfaitement leffivée & arrofée avec de l'Eau diftillée, les plantes fucrées confervent leur douceur, les ameres, leur amertume, les aigrelettes, leur acide, les plantes vénéneufes, leur qualité délétère.

Plus j'obſerve les effets des terres qui ſervent à la végétation & aux engrais qu'on employe pour rendre ces terres plus fertiles, moins je crois m'être trompé en avançant il y a quinze ans, dans la traduction des Œuvres chymiques de *Model*, que les terres, les engrais, les ſels, ne fourniſſent réellement aux plantes aucuns principes immédiats; que ce ne ſont que des inſtrumens dont la nature ſe ſert, & que l'art diſpoſe pour élaborer l'Eau, s'il eſt permis de s'exprimer ainſi, la préſenter aux ſemences & aux orifices des chevelus des racines des plantes, dans le degré d'atténuation & d'appropriation qui leur convient. Mais depuis la découverte des gas, je puis déſigner ſous ce nom l'eſpèce de fluide qui s'exhale des terres argilleuſes deſſéchées, à l'inſtant où on les imbibe d'Eau, & celui qui ſe développe du fumier mêlé aux terres cultivées & enſemencées pendant qu'elles ſont échauffées. En ſongeant aux expériences par leſquelles on a prouvé que les plantes végétoient avec beaucoup de ſuccès dans une Eau putride ou un air corrompu, je puis expliquer pourquoi les terres chargées d'engrais, particulièrement du règne animal, ſont des matrices plus propres, plus convenables pour les plantes, que l'Eau elle-même: c'eſt qu'elles ont la faculté de la convertir en des gas faciles à être abſorbés, & dont l'abſorption ne ſauroit avoir lieu ſans communiquer en même tems aux plantes une partie du mouvement ou de la chaleur qu'ils avoient reçue en prenant cette forme, & qu'ils perdent en ſe combinant : d'où il eſt facile de conclure que ce mouvement & cette chaleur doivent néceſſairement ſe développer dans les ſemences, & entretenir dans les plantes l'action vitale.

Il paroît donc inutile de chercher dans la terre, dans les engrais, &

dans les matières salines, les différens principes qu'on retire des plantes par l'analyse, pour expliquer ce qui se passe dans la végétation; l'Eau, de quelque espèce qu'elle soit, paroît être l'agent principal de cette opération de la nature, c'est-à-dire qu'elle forme, presque seule, tous les solides & tous les fluides des végétaux; les différentes substances qui entrent dans leur texture ne sont que des résultats de la modification ou de la décomposition de ce fluide & les combinaisons de ses parties constituantes, combinaisons déterminées par la puissance qui réside dans la semence, & qui, de-là, est passée dans les plantes par le filtre végétal.

Il suffit ainsi que l'Eau soit divisée, étendue, & en décomposition, pour devenir le principe essentiel de la végétation; mais comme les plantes venues à l'ombre, dans le meilleur terreau, languissent; que parmi celles élevées & entretenues dans une obſcurité parfaite, la plupart ne fleuriſſent ni ne grainent, on ne ſauroit nier que l'influence de la chaleur & de la lumière ſolaire ne ſoient encore d'une grande importance dans l'économie végétale.

Je crois devoir ajouter encore une réflexion : maintenant que les chymiſtes ne voyent plus que l'Eau dans l'état de décompoſition, pour expliquer tous les phénomènes de la nature, on doit préſumer que c'eſt l'hypothèſe des anciens qui reprend faveur ; voyant l'Eau concourir de tant de manières différentes aux beſoins de la vie, à la formation de tous les corps, ils l'ont regardée comme l'agent univerſel, le ſeul élément, le principe de toutes choſes; leur opinion méritoit moins de devenir un objet de ridicule de la part de leur poſtérité, ſur-tout ſi l'on parvient à prouver un jour, & cette époque n'eſt peut-être pas éloignée, que la moffette atmoſphérique, l'air vital & tous les gas, ne ſont réellement que des modifications de l'Eau, ou des réſultats de ſa décompoſition, ainſi que l'ont déjà entrevu *Hales*, *Boyle*, *Muſchenbroeck*, & comme des chymiſtes diſtingués le croient encore.

De l'Influence de l'Eau dans les Arts.

En examinant juſques à quel point l'Eau peut avoir de l'influence dans quelques arts, je n'ai pas deſſein de traiter à fond cette queſtion, ni de me livrer aux recherches néceſſaires pour voir ſi, comme on le prétend, le ſuccès de certaines opérations dépend abſolument de la nature de ce fluide.

On dit que beaucoup d'artiſtes éprouvent tous les jours de la part de l'Eau, des obſtacles infinis dans leur travail, que telle Eau réuſſit aux confiſeurs, aux liquoriſtes, telle autre fait manquer leurs gelées & leurs ratafias. Les fabricans de colle

colle & d'empois prétendent la même chose ; on assure encore que ces singularités ne s'apperçoivent pas moins dans les attéliers & les manufactures de tout genre ; que dans une province de la Chine l'Eau contribue à la valeur de la porcelaine, comme celle de certaines rivières à la beauté de la teinture.

Ces effets différens, attribués à l'Eau, ne sont peut-être pas toujours dûs à l'espèce & à la quantité de principes qu'elle contient, mais à la nature de l'Eau elle-même qui peut varier autant qu'il y a de rivières, de fontaines, de sources & de puits ; alors suivant la manière dont nous l'appliquons aux différens corps pour extraire leurs principes, soit en la faisant chauffer, ou en lui communiquant du mouvement par une autre cause, elle devient capable d'augmenter ou de modifier sa propriété extractive ou dissolvante : & ces effets, presqu'imperceptibles au premier coup d'œil n'en deviennent pas moins à la longue auſſi violens que ceux de l'ébullition; enfin l'Eau, aidée du mouvement, agit ſur les corps qui lui ſont ſoumis, à la manière des diſſolvans compoſés. C'eſt ainſi que le Comte *de la Garaye* eſt parvenu à lui faire diſſoudre beaucoup de ſubſtances, ſur leſquelles on la croyoit ſans action.

La plupart des corps plongés dans l'Eau, y reſtent long-tems ſans rien perdre de leurs parties; mais imprimez à cette Eau du mouvement, vous mettrez en liberté une partie de l'air qu'elle contient, & il agira concurremment avec elle. C'eſt ainſi que beaucoup de matières, ſans changer de température, de ſurface & de forme, ſont attaquées & diſſoutes par ce ſeul moyen. C'eſt à l'action combinée de l'air & de l'Eau, plutôt qu'à l'Eau ſeule qu'il faut attribuer cet effet: ainſi l'Eau déjà chargée de ſel, en diſſout d'autant plus abondamment qu'elle est plus éloignée du point de saturation. Enfin le mouvement continuel peut même exercer sur l'Eau ce qu'il produit sur des liquides plus composés, puisque le vin, quoique renfermé dans des flacons bien bouchés, se change en vinaigre si on le secoue pendant quelques heures.

Nous voyons les acides, considérés comme dissolvans, acquérir de plus grandes propriétés & même des effets nouveaux, en leur ajoutant, par surabondance, des fluides aëriformes; l'acide marin, par exemple, chargé d'une certaine quantité d'air vital, deviendra le dissolvant de l'or; ce même acide, ainsi combiné, attaquera le mercure & en formera du sublimé corrosif. Tandis que privé de ce gas ou de ces moyens d'appropriation, il n'attaquera pas le mercure, ou n'en formera plus que du mercure doux.

. L'Eau modifiée, changée par le mouvement, en ſe combinant de cette manière, peut bien, il eſt vrai, offrir quelques nuances légères dans ſa façon d'agir & dans les réſultats ; il eſt même poſſible, que, ſans éprouver d'autres altérations que celle du feu, elle puiſſe relever l'éclat des couleurs, augmenter la tranſparence des gelées, des colles, & la ſapidité des liqueurs, mais il ne paroît pas également prouvé que les parties hétérogènes contenues dans les Eaux, puiſſent avoir une influence telle, que les unes poſſédent une qualité particulière pour les braſſeries, les boulangeries & la diſtillation de l'Eau de vie de grains ; les autres pour les papeteries, pour la préparation des cuirs, des peaux & une infinité d'autres manufactures, où la qualité de l'Eau eſt ſi importante, que les opérations en dépendent.

Toutes les fois que l'Eau entre dans la compoſition d'une ſubſtance qui doit ſubir le mouvement de fermentation, elle change, comme elle, de manière d'être; ce n'eſt plus de l'Eau en maſſe, ſes parties ſe pénètrent, ſe confondent avec celles des corps auxquels on l'aſſocie, & il arrive que bientôt elle n'agit plus par elle-même.

Cela poſé, il eſt facile de voir comment la nature de l'Eau peut ou doit influer ſur celle des réſultats qu'on obtient & que ſi, par exemple, la qualité du pain varie, cette variété ne ſauroit nullement provenir de la diverſité des Eaux qu'on emploie à la préparation de cet aliment. Voyons ce qui ſe paſſe dans cette opération: l'Eau mêlée d'abord avec la farine, ne tarde pas à perdre une partie de l'air qui la conſtitue, à cauſe de ſa combinaiſon & de l'état chaud qu'elle acquiert dans le pétriſſage. Mais le nouvel air que l'action de fraſer & de contrefraſer, introduit dans ce mélange, augmente la blancheur, le volume & la ténacité de la pâte: continuant d'abandonner l'Eau, l'air ſe diſtribue par le mouvement des mains dans la pâte, & ſe niche dans les enveloppes viſqueuſes dont elle eſt compoſée.

Mais une fois la pâte achevée & la fermentation établie, c'eſt l'Eau elle-même, qui éprouve un changement dans ſes parties; elle a beau être peſante avant de s'être corporifiée à la farine, elle ſe trouve toujours aſſimilée par ce moyen à l'Eau la plus légère, parce qu'en effet le peu d'air qu'elle a perdu d'abord, a été remplacé enſuite par celui que le pétriſſeur y a introduit, & que d'un autre côté, ce qui rendoit l'Eau fade & lourde, n'étoit préciſément pas une ſurabondance d'air.

L'opinion des bouilleurs & des braſſeurs ne me paroît donc pas mieux fondée que celle des boulangers; tous auront une réuſſite complette, d'excellente bierre, beaucoup de forte Eau de vie de grain & de bon pain, quand ils auront disposé, approprié leurs matières à une fermentation graduée & convenable, fermentation, durant laquelle une portion du corps, changeant de manière d'être, fournit aux fluides une surabondance de nouvel air.

En supposant néanmoins qu'une Eau légère, c'est-à-dire, fort aérée, fût en état, quoiqu'après avoir été chauffée, d'accélerer la fermentation; qu'une Eau fade & pesante, au contraire, soit capable de la retarder, ce seroit là, tout au plus, à quoi se réduiroit le pouvoir prétendu de l'Eau; mais alors plus ou moins de levain & de chaleur rendroient bientôt l'opération égale & uniforme, parce que de ces moyens mécaniques naît une plus grande quantité de gas.

La qualité de l'Eau, je le répète, est indifférente au succès des opérations de beaucoup d'arts, pourvu qu'elle soit bonneà boire; elle peut servir à la fabrication du pain, de la bierre, ou de l'Eau de vie de grains. L'Eau de puits, l'Eau de fontaine, l'Eau de rivière, l'Eau distilée, l'Eau gaseuse ou aérée, n'offrent aucuns phénomènes particuliers, ni aucune nuance propre à caractériser la nature & l'origine de l'Eau qui entre dans la composition des résultats dont il s'agit.

Je ne saurois donc trop engager d'examiner avec attention la véritable manière d'agir de l'Eau dans les arts, avant de prononcer & de ne pas toujours repéter, *nos Eaux s'y refusent.* Parce que quand les résultats des opérations sont défectueux, on ne s'en prend jamais à l'imperfection du procédé, ou aux vices des matières, c'est toujours sur la qualité de l'Eau qu'on se rejette, & tout en gémissant sur l'impossibilité de s'en procurer d'autres, dans le lieu qu'on habite, on renonce pour jamais à toute espèce de tentative ultérieure, & on s'habitue insensiblement à des produits qu'on pourroit perfectionner ſi on n'étoit pas trompé ſur la véritable cauſe de leur infériorité.

Quoique j'aie cherché à apprécier à ſa valeur réelle l'influence de l'Eau dans quelques arts, & qu'il ſoit bien prouvé que la réuſſite de leurs réſultats ne dépende nullement de la qualité de ce fluide, je ne puis me diſpenſer d'ajouter, en terminant cet article, qu'il ne faille dans tous les cas préférer l'Eau courante d'une rivière à l'Eau de puits, parce que celle-ci ajoute toujours aux alimens & aux boiſſons, dont elle fait partie, une matière ſéléniteuſe qui ſouvent paſſe en entier dans le torrent de la circulation ; car les chymiſtes l'ont encore retrouvée dans l'urine des chevaux qui s'abreuvent d'Eau de puits.

Cauſe de la Saveur des Eaux.

En parlant des avantages de l'Eau de

la Seine, comparée à celle des autres rivières, j'ai dit que ſes Eaux devoient leur bonté à l'air qu'elles contenoient par ſurabondance, & qu'elles étoient, à cet égard, les mieux partagées : je dois faire voir que c'eſt à la quantité de ces Eaux & à l'état où s'y trouve l'air, qu'elles doivent leur légèreté & leur ſaveur agréable.

L'Eau la plus pure ne pouvant exiſter qu'en ſourdant à travers des terres, dont une partie eſt plus ou moins ſoluble, contient toujours quelques corps ſalins, terreux, aériens ou aériformes; ils paroiſſent même lui être eſſentiels, & peut-être y a-t-il dans les Eaux douces, comme dans celles de la mer, un point de ſaturation au-delà duquel elles ne ſe chargent plus; peut-être encore, l'Eau a-t-elle reçu de la nature la faculté de s'approprier telle ou telle ſubſtance.

Les auteurs qui ont examiné l'Eau,

ſous ſes différens aſpects, ont remarqué, en effet, qu'elle contenoit toujours quelque matière analogue à l'état où elle s'eſt trouvée, quoiqu'élevée très pure dans l'athmoſphère. La neige, examinée à Berlin, par *Margraff*, à Erfurt, par *Perrhes*, & à Paris, par M. *Bayen*, a fourni des principes entièrement ſemblables, & dans les mêmes proportions. Nous pouvons en dire autant de la pluie, de la roſée, de la grêle qui, raſſemblées & examinées avec les précautions uſitées, à des époques, & dans des endroits différens, ont préſenté dans l'analyſe les mêmes phénomènes.

Ce qu'il y a de bien certain, c'eſt que la nature ne nous offre jamais l'Eau exempte de quelques mélanges; nous voyons même que quand il s'agit de l'en dépouiller par la diſtillation, l'Eau qui a ſubi cette opération pluſieurs fois, laiſſe toujours en arrière quelques dépôts terreux. Ces dépôts appartiennent ils réellement à l'Eau, ou aux vaiſſeaux diſtillatoires? La difficulté auroit été plus facile à éclaircir par l'emploi de vaiſſeaux de métal.

La queſtion diſcutée depuis long-tems par les phyſiciens & par les chymiſtes, ſavoir ſi l'Eau la plus pure contient de la terre, ou ſi cette Eau peut être changée en terre, a été ſouvent l'objet des recherches des chymiſtes & des phyſiciens; on s'eſt flatté bien des fois d'avoir réſout le problême, & cependant on y revient toujours; peut-être n'a-t-on pas encore été auſſi loin que M. de *Lavoiſier* & M. *de la Place*, puiſque ces ſavans académiciens ſemblent être maintenant ſur la voie pour décompoſer l'Eau, & prouver qu'elle n'eſt formée que de fluides élaſtiques. Cetté vérité une fois bien établie, il y aura lieu de préſumer que ſi l'Eau primitive n'eſt pas plus que l'air, un élément ſimple, elle doit varier ſelon les lieux d'où elle ſourd, ſans cependant que les matières ſalines, qu'elle pourroit contenir aient autant d'influence qu'on le prétend ſur ſa ſaveur.

Les auteurs qui ont regardé le ſel comme le principe de la ſapidité des Eaux, n'ont pas fait attention, ſans doute, que dans le nombre de celles qui nous ſervent de boiſſon, il n'y en a point qui réuniſſent une plus grande quantité de matières ſalines, & qui ſoient en même tems plus fades que les Eaux de puits.

Si de tous les ſels neutres, la ſélénite calcaire eſt peut-être la moins ſapide, elle ne ſe trouve pas ſeule dans les Eaux de puits, elle empêche bien qu'elles ne diſſolvent le ſavon & ne cuiſent parfaitement les légumes; mais elle n'eſt point la cauſe de cette ſaveur plate & de la peſanteur ſur l'eſtomac, qui caractériſent l'Eau de la plupart des puits, il faut plutôt attribuer ces défauts à la privation d'air de ce fluide, de ce *gratter*, puiſqu'il exiſte une infinité d'Eaux minérales qui, quoique très-ſéléniteuſes, n'en ſont pas moins légères, ſavoureuſes, piquantes, & très-digeſtibles, par la raiſon qu'elles renferment une ſurabondance d'air qu'elles ont abſorbé, ou qui s'eſt formé pendant leur trajet. C'eſt ainſi que les ſels neutres, les plus fades au goût, deviennent ſapides avec excès d'acide, & que les Eaux privées d'air deviennent légères en y ajoutant par pinte quelques gouttes d'un acide quelconque.

Si on abandonne ces Eaux minérales, gaſeuſes, pendant quelque tems, dans des vaſes débouchés, elles deviennent entièrement ſemblables à celles des puits, ſans avoir perdu néanmoins de leur limpidité, ni aucune matière ſaline. Que l'on faſſe chauffer, d'ailleurs, l'Eau qui a le plus de goût, ou qu'on l'expoſe ſous le récipient de la machine pneumatique, on verra bientôt, comparativement à l'Eau naturellement la plus fade, ou à laquelle on aura donné beaucoup de mouvement, le changement de ſaveur de l'une & de l'autre, ſans qu'il arrive aucune déperdition ou acquiſition de matière ſaline. Il ſeroit difficile, en un mot, au meilleur gourmet en ce genre, de diſtinguer la qualité des Eaux qu'il boiroit, ſi elles étoient toutes dans l'état tiède, parce qu'avant de chauffer & de repoſer, une portion d'air s'eſt dégagée.

On ne ſeroit pas mieux fondé non plus à regarder, pour cauſe de la ſaveur des Eaux, la préſence de la matière extractive, que celles des rivières fourniſſent dans l'analyſe, & qu'elles ont enlevée au bois flotté, aux radeaux, aux barques, aux uſtenſiles de bateliers, & aux plantes détachées de la terre, dont leur ſurface eſt ordinairement couverte; cette matière extractive s'y trouve en trop petite quantité pour influer encore ſur la ſaveur de l'Eau.

Le goût de vaſe ou de marais qu'on reproche à l'Eau des petites rivières, & que celle des grandes rivières contracte quelquefois à certaines époques de l'année, ne ſauroit non plus être dû à cette matière extractive des végétaux, puiſque le ſimple mouvement à l'air libre, l'action du chaud & du froid, ſont capables ſouvent de le faire diſparoître, ſans apporter aucun changement aux principes conſtituants, ſans occaſionner aucuns précipités. On ſait, en outre, qu'il ſuffit que l'Eau pure, dans laquelle il n'exiſte point un atôme de matière extractive, ſoit ſtagnante ou privée de l'accès de l'air libre, pour contracter ſouvent ce goût déſagréable.

Dans l'opinion que le goût de marais, qu'ont ordinairement les Eaux des petites rivières, dépendoit de la matière extractive végétale qu'elles rencontrent dans l'intérieur de la terre, ou qu'elles diſſolvent à ſa ſurface, on a fait des infusions avec les plantes aquatiques, & on les a comparées ensuite avec les Eaux de rivières qui n'avoient ce goût qu'accidentellement; mais on n'a pas réfléchi que tant que les plantes sont dans leur entier, & en pleine végétation, elles bravent l'action dissolvante de l'Eau, qui n'attaque point leur constitution physique, & n'enlève rien de leur substance, quelque fortes qu'en soient les odeurs & les saveurs : ces plantes n'exhalent & n'absorbent que des fluides aériformes comme celles qui sont plongées dans la région de l'air; mais dès qu'une fois le but de la nature est rempli, elles sont absolument au pouvoir de l'Eau, qui agit sur leur tissu, à la manière de la macération; bientôt leurs parties constituantes se désunissent & se transforment en un limon vaseux.

Ce limon qui s'accumule au fond du lit des petites rivières, tient, comme en réserve, une quantité considérable d'air qu'il eſt facile de ſéparer ſous forme de bulles, en l'agitant & le déplaçant; la qualité de cet air ainſi engagé & ſtagnant dans la vaſe, ſe vicie, & le mouvement de l'Eau des petites rivières n'étant pas aſſez accéléré pour changer, élaborer, améliorer celui qu'elle abſorbe, l'Eau continue d'avoir le goût de marais tant qu'elle reſte expoſée à cette cauſe perpétuelle d'altération.

C'eſt donc à l'état de l'air interpoſé dans l'Eau, au principe qui conſtitue eſſentiellement ſa légéreté & ſa ſapidité, qu'il faut attribuer ſon goût particulier, & non à des matières ſalines, extractives, ainſi qu'aux autres corps étrangers qu'elle peut contenir; plus cet air eſt abondant & pur, plus l'Eau eſt agréable & a de qualité.

De l'Eau conſidérée comme boiſſon.

On ne peut guères ſe flatter de bien connoître l'Eau, qu'après l'avoir examinée ſous les différentes formes qu'elle eſt ſuſceptible de prendre depuis la conſiſtance la plus ſolide, juſqu'à la fluidité la plus parfaite, c'eſt-à-dire dans l'état de glace, dans l'état liquide, dans l'état vaporeux, dans l'état aériforme; je dirai preſque dans l'état terreux: mais comme l'avantage le plus précieux de l'Eau pour les hommes & les animaux, eſt de leur procurer une boiſſon légère, capable d'appaiſer agréablement la ſoif, il ſuffira de la conſidérer ſous ce ſeul point de vue d'utilité première.

Je ne recueillerai pas ici, cependant, toutes les merveilles attribuées à l'Eau comme boiſſon, dans un tems ſur-tout où l'on a ſi bien apprécié les avantages réels que ce fluide peut répandre ſur toutes les claſſes de la ſociété, & qu'on a mis pour ainſi dire des bornes à ſes propriétés, que *Smith* & *Jean Albert Fabricius* avoient étendues au point de faire de l'Eau une médecine univerſelle, un ſpécifique pour toutes les maladies ; il existe sur ce point des connoissances bibliographiques fort étendues, dans l'ouvrage très-utile qu'a publié M. *Carrere*, relativement aux auteurs qui ont particulièrement travaillé sur les Eaux minérales, & j'invite les lecteurs à le consulter.

Il faut convenir que l'art de guérir ne paroît pas avoir à sa disposition de moyens plus simples & souvent plus efficaces que l'Eau ; quelquefois elle devient le remède principal, si elle n'est pas le seul agent de la guérison ; enfin, elle est le véhicule de beaucoup de médicamens qui, sans elle, seroient peut-être nuls, à cause de la petite quantité de leurs principes trop noyés, pour avoir une vertu active ; aussi *Hoffman*, l'auteur qui a le mieux écrit à ce sujet, ayant observé que l'efficacité des Eaux minérales les plus accréditées n'étoit pas conséquente aux matières qu'elles renferment, il rapporte à l'Eau ſimple toutes les propriétés extraordinaires qu'on leur a attribuées.

Quel ſuccès, à la vérité, pourroit-on ſe flatter d'obtenir de l'uſage de beaucoup d'Eaux, dans leſquelles l'analyſe ne ſauroit démontrer l'exiſtence d'aucune ſubſtance minérale & ſaline, ſans le régime, l'exercice, l'abandon des affaires, le changement d'air, le mouvement du voyage, la ſouſtraction des objets déſagréables, enfin le concours d'une foule de puiſſances agiſſantes; combien d'hommes depuis *Hoffman*, avec moins de raiſon & de véracité, ont préconiſé l'uſage de l'Eau ſimple déguiſée ſous des noms pompeux, & trouvé des enthouſiaſtes!

Les citoyens de deux villes aſſez conſidérables, diſtantes de douze lieues, & qui ont à leurs portes la même eſpèce d'Eau minérale ferrugineuſe, m'ayant conſulté pour ſavoir à laquelle ils devoient donner la préférence, j'ai cru, pour le plus grand intérêt de tous, devoir conclure à la fin de mon rapport, qu'il falloit néceſſairement qu'ils ſe tranſportaſſent les uns chez les autres pour en tirer réciproquement le meilleur parti, & cela, fondé ſur l'exemple des habitans de quelques cantons du midi de la France, qui, entraînés loin de chez eux par la célébrité de certaines Eaux minérales, délaiſſent celles qu'ils ont ſous la main, quoiqu'elles ſoient d'une nature ſemblable & ſouvent d'un effet plus énergique.

Je ne mettrai pas ici en oppoſition les buveurs d'Eau & les buveurs de vin, pour ſavoir ſi les uns vivent plus long-tems que les autres, s'ils ſont moins aſſujettis à des indiſpoſitions, s'ils jouiſſent plus conſtamment d'une bonne ſanté: ces queſtions agitées depuis long-tems ont été aſſez examinées par des Savans qui ſe ſont accordés à avancer que l'excès de ces deux boiſſons étoit également dangereux ; qu'il y avoit des cas où il ſeroit utile de boire un peu de vin, & d'autres au contraire où il falloit en proſcrire entièrement l'uſage : il y a dix ans que les Journaux annoncèrent à quinze jours de diſtance la mort de deux centenaires, dont l'un n'avoit jamais bu que de l'Eau, & l'autre de l'Eau de vie.

L'Eau paroit plutôt capable de prévenir nos maladies que de les guérir ; ce n'eſt pas cependant que ſi nous ſavions nous en ſervir, elle ne fût en état de procurer beaucoup d'avantages ; car on remarque que ſes effets varient ſuivant les différens états qu'elle peut prendre : convertie en glace, ou rendue plus froide par les moyens connus, elle eſt tonique ; tiède, elle eſt rélâchante ; chaude, elle excite des nauſées, purge, & fait ſouvent vomir ; bouillante enfin, elle criſpe.

Une foule de circonſtances rendent

l'usage de l'Eau froide plus nécessaire que chaude : dans ce dernier état elle ne désaltère, ni n'est agréable au goût. L'Eau en effet ne sauroit éprouver la moindre chaleur sans qu'il en résulte un dérangement dans son organisation & de l'altération dans ses parties, sans l'échappement du principe volatil qui constitue sa bonté : en vain on la laissera refroidir dans un vase découvert pour lui donner occasion de se recombiner avec la portion d'air qui s'est dissipée : cet air n'y pénètre que fort lentement, il faut quelquefois plusieurs semaines pour que l'Eau le reprenne en proportion de ce qu'elle en a perdu. Je crois en conséquence, que toutes les personnes qui boivent de l'Eau par régime, ne devroient jamais la présenter au feu, & dans le cas où leurs organes ne sauroient la supporter chaude ou froide comme elle se trouve naturellement dans les deux saisons opposées, elles pourroient donner à l'Eau, dans quelque tems que ce ſoit, une température égale en plongeant les vaſes qui la contiennent pendant une demie-heure, au plus, dans de l'Eau fraîchement tirée d'un puits.

L'Eau eſt ſans contredit le meilleur diſſolvant des alimens ; mais il faut certaines précautions pour en rendre l'uſage toujours bienfaiſant ; les vaſes dans leſquels on la conſerve, de quelque nature qu'ils ſoient & quelque forme qu'on leur donne, ne doivent pas être fermés exactement : il eſt bon de pratiquer toujours à leur partie ſupérieure une ouverture, parce que l'expérience a appris que tout corps qui nage dans un fluide, ne s'en dégage promptement que quand ce fluide communique librement avec l'air extérieur ; de plus une grande partie des Eaux de rivières, de fontaines, de puits, s'altère plus ou moins vîte, dans les tems chauds, dès que les vaiſſeaux qui les contiennent ſont fermés avec un bouchon de liège.

Cette altération que l'Eau éprouve au bout d'un certain tems qu'elle est trop soigneusement renfermée, dépend de sa nature en partie, comme nous l'avons déjà observé. Pour la prévenir, il faut, lorsqu'il s'agit de la transporter, ne pas remplir tout à fait le vase qui la contient, afin qu'elle puisse balloter en chemin, & ne le fermer qu'avec un linge clair, qui, laissant tamiser l'air, permette à l'Eau d'en absorber du nouveau à mesure qu'elle perd celui qu'elle contient.

Les habitans de certains cantons, réduits à boire des Eaux de puits ou de cîterne, devroient employer quelques précautions pour en corriger la crudité & la fadeur, sur-tout dans la saison de l'année où elles sont si disposées à s'altérer & à contracter un mauvais goût. L'Eau de puits, par exemple, deviendroit meilleure, si on la tiroit sans interruption, si on ne faisoit servir à la boisson que celle venue après les premiers seaux

& qui auroit été expoſée quelques heures à l'air pour la laiſſer dégourdir ou tiédir au ſoleil.

Il y a des circonſtances où l'on ne devroit jamais boire des Eaux de cîterne, qu'au préalable on ne les ait fait chauffer, afin d'arrêter & de détruire leur état prochain à la putréfaction ; quelques gouttes de vin ſuffiroient enſuite pour relever le goût de l'Eau & diminuer de ſa péſanteur : le vinaigre eſt également vanté dans ce cas, mais il faut être circonſpect ſur l'uſage de ce dernier moyen: ceux qui craindroient ou répugneroient à ces mélanges, pourroient y ſubſtituer un peu de ſirop ou de ſucre; car c'eſt une règle conſtante que les alimens & les boiſſons ont beſoin d'êcre ſapides pour ſe digérer ſans occaſionner de fatigue, &c.

Les filtrations, les précipitations, les diſtillations pour dégager l'Eau des ſubſtances étrangères qui s'y trouvent mêlées, & l'amener au point de pureté où l'on désire qu'elle soit pour certains usages, ne doivent jamais être employées pour les Eaux destinées à servir de boisson; il ne leur faut que du repos pour déposer le limon qu'elles tiennent suspendu, du mouvement pour les rendre plus légères, la chaleur du feu pour dissiper leur mauvais goût, quelques gouttes de vin ou d'acide pour relever leur fadeur. Tous les autres moyens sont impraticables ou altérans : aucuns procédés chymiques, enfin, ne doivent être mis en usage pour rendre l'Eau potable.

Des caractères d'une bonne Eau potable.

QUELQUE degré de pureté qu'on suppose à l'Eau, elle contient toujours de l'air interposé, & l'on seroit fort embarrassé s'il falloit décider la préférence que mérite l'Eau sans air, ou l'air sans Eau pour notre utilité. Il y a grande apparence qu'il nous seroit aussi impossible de vivre dans un air dépourvu d'Eau, que le poisson dans une Eau privée d'air. L'analyse des fluides aériformes ne prouve-t-elle pas que l'air le plus pur n'est pas le plus propre à la vie des animaux, & qu'il faut toujours qu'il soit mêlé avec d'autres fluides qui séparément ont une action destructive.

Le mouvement imprimé à l'Eau, change sa manière d'être & d'agir sur tous les corps, au point qu'on prétend que le seul moyen de rapprocher l'effet des bains domestiques des bains d'Eau courante, c'est d'agiter la baignoire; l'Eau alors est dans l'état de dissolvant composé; la sensation vive & pénétrante qu'elle fait sur nos organes, dépend également de l'action combinée de l'air & de l'Eau, dont la proportion & la nature font varier les différentes qualités de l'Eau toujours considérée comme boisson.

Un buveur d'Eau ſaura bien diſtinguer une Eau de rivière d'avec une Eau de puits; une Eau qui roule ſur du gravier ou du ſable, & celle qui paſſe ſur de la glaiſe ou du limon ; enfin une Eau filtrée de celle qui ne l'eſt pas : toutes ces nuances tiennent à la plus ou moins grande quantité d'air que les Eaux contiennent, & à l'état où il s'y trouve.

Mais l'organe du goût, blaſé par l'uſage d'alimens âcres ou de liqueurs fortes eſt ordinairement un médiocre déguſtateur. Les perſonnes habituées dès l'enfance à l'uſage des Eaux inférieures, ſont auſſi de mauvais juges en ce genre; mais il exiſte parmi les gens aiſés, des palais doués d'un ſentiment aſſez exquis pour ſaiſir tout d'un coup les nuances qui caractériſent la ſapidité des Eaux ; car il ne faudroit pas compter dans ce nombre ceux que la néceſſité prive d'une autre boiſſon que cette privation fait trouver communément plus délicieuſe,

& l'Eau par conſéquent moins agréable.

Quoique les différentes ſubſtances contenues dans les Eaux potables, ne puiſſent être déterminées ni miſes à part que par les moyens chymiques qui toujours les altèrent, s'ils ne les intervertiſſent, on ne ſauroit douter cependant que, ſans les ſecours de l'analyſe, il ne ſoit poſſible de juger de ſes qualités d'après les effets qu'elle produit dans le corps humain, & quelques phénomènes fondés ſur l'obſervation.

Si l'Eau la plus pure, d'après les épreuves chymiques, étoit auſſi la plus propre à ſervir de boiſſon & à être employée aux autres uſages de la vie, rien ne ſeroit plus facile de déterminer d'une manière poſitive à quel degré elle poſsède cette propriété : il ſuffiroit d'avoir pour objet de comparaiſon l'Eau ſimple diſtillée; mais l'expérience a prouvé que ſi cette Eau étoit bonne pour certaines opérations, elle n'étoit pas la meilleure à boire, que rien n'étoit plus difficile que de fixer le degré de l'Eau la plus pure & jufqu'à quel point elle pouvoit être altérée avant de nuire à la fanté.

Il ne feroit donc pas aifé d'expliquer précifément ce qui fait qu'une Eau eft potable, ou bien dure & crue; pourquoi les Eaux de glacières & de neige font affez communément infalubres; & que fans contenir rien de féléniteux, elles ne foient propres à cuire les légumes & à prendre le favon, qu'après qu'on les a fait bouillir, puis réfroidir.

A quoi tiennent ces fingularités? feroit-ce à une modification de l'air interpofé, ou à la nature de l'Eau elle-même que le froid a altérée, que le feu & l'expofition à l'air libre rétabliffent dans fon premier état? Il manque, fans doute, fur cet objet, comme fur une infinité d'autres, des expériences qui nous apprennent pourquoi ces Eaux ne font pas

au

au contraire les plus ſalubres & les plus agréables à boire, puiſqu'en effet elles paroiſſent être les plus pures.

Il eſt bien certain que ſi les habitans ont le corps ſain & robuſte, s'ils vivent longtems ſans être affectés d'aucunes indiſpoſitions particulières qu'on ne puiſſe raiſonnablement attribuer à l'air ou aux alimens, on a droit de conclure en faveur des Eaux qu'ils boivent, & de prononcer qu'elles ſont de bonne qualité. Il eſt facile néanmoins de reconnoître la légéreté & la peſanteur des Eaux ſans les analyſer. *Rieger*, entr'autres, nous en a offert les moyens, & ils ſont bien ſuffiſans lorſqu'il ne s'agit que de déterminer leurs qualités relativement aux beſoins ordinaires de la vie; les ſignes, pour les juger, ſont :

1°. D'être claire, limpide, de n'avoir aucuns corps, aucuns flocons qui en troublent la tranſparence;

2°. D'être ſans odeur & ſans couleur,

d'avoir une ſaveur vive, fraîche & pénétrante ;

3°. De bouillir aiſément ſans ſe troubler ni dépoſer de ſédimens ;

4°. De faciliter la cuiſſon des légumes, des herbes & des viandes ;

5°. De s'échauffer, de ſe refroidir & de ſe geler promptement ;

6°. De diſſoudre le ſavon & de laver parfaitement le linge ;

7°. De ne point gâter les dents ni fatiguer l'eſtomac & reſſerrer le ventre ;

8°. De dégager beaucoup de bulles d'air, étant agitée vivement dans une bouteille, ou expoſée ſous le récipient de la machine pneumatique ;

9°. D'extraire aiſément l'aromate & le goût des végétaux traités à l'inſtar des boiſſons théiformes ;

En examinant l'Eau par toutes ces propriétés, on conviendra que, ſans aucune prévention, il n'y en a guères qui puiſſe être comparée à celle de la Seine, puiſqu'elle les réunit toutes : on sentira aussi combien il est avantageux de préférer une Eau courante de rivière quand on est à portée de s'en procurer dans le canton qu'on habite.

Ayant principalement en vue l'Eau considérée comme boisson, je ne puis terminer cette Dissertation, sans rapporter le sentiment de M. *Thouvenel*; son témoignage doit être sans doute compté pour beaucoup dans une matière qui, comme celle-ci, est autant du domaine de la chymie que de celui de la médecine : ce savant Chymiste, chargé de l'analyse des Eaux minérales du royaume, s'est également livré à celle des Eaux douces & potables, & son Mémoire composé en 1776, a été couronné par l'Académie des Sciences de Metz, qui avoit fait de cette question le sujet d'un prix.

Parmi les différens objets qui, dans le Mémoire de M. *Thouvenel*, sont relatifs à ce qui nous occupe ici, on reconnoît la preuve de ce que peut le cours des grandes rivières pour l'épuration des Eaux de toute eſpèce qui ſont verſées dans leur ſein, quelle que ſoit la nature des matières hétérogènes & inſalubres dont les petits courans ſont ſurchargés. La Mozelle, par exemple, aſſez pure dans ſes ſources originelles, reçoit dans ſon trajet juſqu'à Metz, des petites rivières & des ruiſſeaux qui, chacun pour leur part, y portent des ſubſtances étrangères en plus ou moins grande quantité; la Seille y verſe du ſel marin, le Madon, du ſel de ſedlitz, quelques ſources minérales du ſel de glauber & du natrum; beaucoup de ruiſſeaux & de fontaines venant des côteaux d'une grande partie de la Lorraine, portent dans la Mozelle des Eaux calcaires & fortement ſéléniteuſes, d'autres des Eaux ochreuſes; enfin les égoûts d'une grande quantité de mares ou de marais, ainſi que les petits ruiſſeaux des plaines très-cultivées, viennent auſſi dépoſer dans ſon ſein leurs matières extractives & limonneuſes.

D'après ce tableau réſultant d'analyſes exactes faites ſéparément ſur toutes les eſpèces d'Eaux qui affluent dans la Mozelle, on ſeroit porté à croire que l'Eau de cette rivière devroit être ſurchargée de ſubſtances hétérogènes & nuiſibles; mais l'examen le plus ſcrupuleux de cette Eau priſe à Metz, prouve qu'elle eſt très-pure & très-bonne; que par conſéquent elle s'eſt dépouillée pendant ſon trajet, de toutes les matières étrangères qui y ſont verſées, ſans en excepter même les matières ſalines qui, par leur combinaiſon, devroient réſiſter le plus aux agens de décompoſition. A peine y retrouve-t-on quelques atômes de terre calcaire & de ſel marin à baſe terreuſe, ſubſtances dont ne ſont pas même exemptes les Eaux de pluie.

Les autres rivières de France dont on fait déjà & dont on devroit encore bien plus faire usage en qualité de boisson, présentent à peu près à l'analyse le même degré de pureté que la Mozelle. Cependant toutes sont comme cette dernière, soumises dans leur cours, à quelqu'unes des causes & des sources d'impureté ou d'insalubrité; mais ces dernières qualités ne peuvent tenir contre les puissans moyens de dépuration qu'offrent les grandes rivières. L'analyse chymique & l'observation journalière ne laissent aucun doute à cet égard; elles apprennent en même tems que c'est à la qualité & au renouvellement fréquent d'une certaine quantité de fluide aéré dissous dans l'Eau, qu'elle doit toutes ses bonnes qualités dans les usages diététiques.

Enfin on peut établir toujours, d'après le Mémoire de M. *Thouvenel*, que les Eaux qui coulent à la surface de la terre, sont exposées à des causes diverses d'altération, dont les unes tiennent au ſol & les autres à l'athmoſphère; que les grandes rivières ſont, par leur conſtitution énergique, capables de vaincre ſans ceſſe & de détruire à meſure ces effets, tandis que les petits courans d'Eau ſont conſtamment ſubordonnés à ces deux ordres de cauſes, qu'ils en reçoivent & conſervent les influences. Ce ſont toutes ces conſidérations qui nous portent, M. *Thouvenel* & moi, à conclure en faveur des grandes rivières pour ſervir de boiſſon, & à proſcrire toutes les petites à ce titre.

Qu'il me ſoit permis de ſolliciter, au nom de l'utilité publique, les hommes deſtinés par leurs places & par leurs lumières, à veiller ſur la meilleure Eau à boire dans les cantons qu'ils habitent; c'eſt ſpécialement aux chefs des troupes en garniſon dans les places frontières que je m'adreſſe; là, malgré les repréſentations des Médecins des hôpitaux mitaires, ils permettent aux ſoldats de ſe ſervir d'une Eau de puits, lorſqu'ils ont également ſous la main une Eau courante de rivière qui a encore l'avantage de cuire plus promptement & plus parfaitement leurs légumes.

Je ne ſaurois non plus trop inviter les hommes qui s'occupent de l'hydraulique, à ne pas être indifférens ſur la connoiſſance des propriétés qui caractériſent la bonne qualité des Eaux potables: jamais ils ne doivent perdre aucune occaſion, à l'exemple de M. *Gillerond*, pour acquérir, ſur cette branche eſſentielle de la phyſique, toutes les lumières qu'elle exige, ni dédaigner de conſulter les ſavans qui ont le plus fait de recherches en ce genre, afin de bien diſtinguer dans les endroits où il faut élever les Eaux des puits, ou les amener pour le ſervice public, puiſque la dépenſe eſt la même, & que ſouvent il n'en coûte pas davantage pour avoir une

Eau de bonne qualité, que de s'en procurer une médiocre : plusieurs habiles minéralogistes, M. *Monnet*, particulièrement, assurent qu'on peut connoître à l'aspect des roches d'un pays, s'il y a de bonnes Eaux ou non ; il est également facile, en observant ce qui se passe dans les puits, de voir leur communication avec les rivières qui se trouvent dans le voisinage, & si l'Eau leur appartient.

CONCLUSION.

Il résulte de tout ce que renferme cette dissertation :

1°. Que dans tous les endroits de la rivière où il est permis de puiser l'Eau de la Seine, elle est la plus légère, la plus agréable, & la plus salubre de toutes celles avec lesquelles les chymistes l'ont comparée ;

2°. Que moyennant certaines précautions simples & faciles à être employées par tous les citoyens, elle eſt toujours aſſez claire, aſſez limpide, pour ne jamais produire de peſanteur à l'eſtomac, ni aucun effet contraire à la ſanté;

3°. Que toutes les ſubſtances jetées à la rivière, ou qui y ſont entraînées par les iſſues d'une grande ville, ſont bientôt noyées, décompoſées, détruites dans une maſſe énorme de fluide renouvellé ſans ceſſe, & agité par un courant très-rapide;

4°. Que les avantages d'une Eau de grande rivière ſont inconteſtables, & que les inconvéniens réels d'une Eau de petite rivière ne diſparoiſſent qu'autant qu'en changeant de lit, elle reçoit plus de mouvement, elle eſt mêlée, enfin, à une quantité conſidérable de liquide.

5°. Que dans la claſſe des Eaux douces, il y en a trois eſpèces qui ſont décidément mauvaiſes ou mal-ſaines à boire; ſavoir, les Eaux fournies immédiatement par les neiges & les glaces fondues, les Eaux des puits calcaires ou gypſeux, enfin les Eaux croupiſſantes ou marécageuſes, ſans cependant que ces qualités ſoient aſſez inhérentes à la ſubſtance de l'Eau, pour qu'elles ne doivent en être bientôt dépouillées par le mouvement rapide & le roulement continuel des grandes maſſes;

6°. Que la qualité de l'Eau n'influe pas toujours ſur la nature des réſultats de certains arts, dans leſquels elle entre comme agent principal ; & que quand il eſt queſtion de la faire chauffer avant de l'employer, cette opération préliminaire aſſimile les différentes Eaux entre elles, ſurtout quand ces réſultats ſont le produit d'une fermentation quelconque;

7°. Que le goût de marais, que les Eaux des petites rivières ont habituellement, n'eſt pas dû à la matière extractive des végétaux & des animaux qui naiſſent, vivent, meurent, & ſe décompoſent dans leur ſein; mais bien à la qualité & à la nature de l'air qui s'en exhale, que les Eaux ne perdent ce goût qu'à la faveur du roulage, du battement, de l'action du ſoleil & du feu;

8°. Qu'en ſupprimant les cauſes d'inondation, & empêchant par-tout la ſtagnation de l'Eau, on rendra les endroits habités plus ſalubres, les maladies moins communes, moins longues, moins meurtrières, enfin, les vieillards des deux ſexes plus nombreux & moins décrépits;

9°. Que l'Eau ne paſſe pas dans les vaiſſeaux des plantes, chargée des principes qui les font varier & que la Chymie y a découverts, que, qu'elle que ſoit ſa qualité, elle eſt propre à la végétation; que la terre, les engrais & les ſels ne ſont que des inſtrumens deſtinés à préparer, élaborer, décompoſer cette Eau, à lui donner enfin les formes qu'elle doit avoir pour concourir à cette opération de la nature;

10°. Que l'Eau de la Seine, en un mot, puisée à quelques distances des bords, soit qu'on nous l'apporte par les fontaines publiques, par les pompes à feu, ou quelques machines hydrauliques établies sur la rivière, a un caractère de bonté, de salubrité, qu'il seroit bien à désirer pour le royaume & pour le genre humain, que toutes les Eaux qui couvrent la surface du globe possédassent à ce degré.

Ce n'est donc point à tort si les Parisiens se regardent comme favorisés par la nature, s'ils ne tarissent jamais sur les éloges de la Seine, s'ils s'enorgueillissent du bonheur de la voir couper en deux leur enceinte, s'ils soutiennent enfin, avec assurance, que cette rivière est la plus admirable de toutes les rivières, & ses Eaux les meilleures de toutes les Eaux ; cet éloge tient, à la vérité, un peu de l'enthousiasme ; mais ne doit-on pas le pardonner en faveur du motif? Il eſt ſi naturel aux bons cœurs de publier le bienfait qu'ils éprouvent tous les jours au-delà même de ſa valeur réelle.

Au reſte, l'opinion ſur la ſalubrité conſtante de l'Eau de la Seine, a trop de partiſans aujourd'hui pour craindre qu'à l'avenir on puiſſe l'attaquer ou la combattre avec quelques ſuccès ; d'ailleurs, il n'eſt guères poſſible que le plus parfait des alimens, comme la plus excellente des boiſſons, réuniſſe tous les ſuffrages.

FIN.

TABLE

De ce qui eſt contenu dans cette Diſſertation.

Fin de la Table.

ERRATA.

PAGE 88, ligne 13, déchets, *lisez* décharges.
Page 112, ligne 22, graines, *lisez* graminées.
Page 114, ligne 3, apportées, *lisez* pavées.
Page 124, ligne 2, aux, *lisez* des.

De l'Imprimerie de la Veuve D'HOURY, Impr. Libr. *rue Hautefeuille, près celle des Deux-Portes*, 1787.

www.ingramcontent.com/pod-product-compliance
Ingram Content Group UK Ltd.
Pitfield, Milton Keynes, MK11 3LW, UK
UKHW020557180726
13838UKWH00001B/294

9 782329 336534